Noni

Kahuna-Zauberfrucht

Die in diesem Buch wiedergegebenen Informationen sind sorgfältig recherchiert worden und werden nach bestem Wissen und Gewissen weitergegeben. Gleichwohl übernehmen weder die Autoren noch der Verlag Haftung für Schäden irgendeiner Art, die direkt oder indirekt aus der Anwendung oder Verwendung der Angaben in diesem Buch entstehen.
Die in der vorliegenden Schrift enthaltenen Informationen sind ausschließlich für Interessierte und zur Fortbildung gedacht und keinesfalls als Diagnose- oder Therapieanweisungen im medizinischen Sinne zu verstehen. Bei Verdacht auf Erkrankungen empfehlen wir unbedingt den Besuch bei einem Mediziner und raten ausdrücklich von der Selbstdiagnose und -behandlung ab. Der Gebrauch von Noniprodukten (Morinda citrifolia) sollte, wie auch der Einsatz anderer Hausmittel und Nahrungsergänzungen mit dem behandelnden, am besten naturheilkundlich ausgebildeten Mediziner (Arzt oder Heilpraktiker) oder einem entsprechend fachkundigen Apotheker individuell abgesprochen werden.

3. Auflage 2003

Umschlaggestaltung: Kuhn Grafik, Digitales Design, Zürich
Lektorat: Karin Brunke
Herstellung: Schneelöwe, Aitrang

ISBN 3-89385-331-6

Printed in Germany

Walter Lübeck und Hendrik Hannes

Noni

Fit und vital mit der *Kahuna-Zauberfrucht*

WINDPFERD

Inhaltsverzeichnis

Wir verzichten lieber
auf unseren Vorteil
als auf unsere Ansichten.

(Francois VI, Herzog von La Rochefoucauld,
150 Maximen)

Gesundheit
wird erst so recht geschätzt,
wenn sie verloren ist.

(Sprichwort)

Es ist gewiss,
dass der Kranke
viel zur Aufrechterhaltung
seiner Kräfte und seiner Heilung
beitragen kann.

(Wilhelm von Humboldt)

Einleitung

Das uralte Heilwissen Polynesiens – eine Schatzkiste für die Gesundheit

In dem riesigen Pazifik, der sich zwischen Nord- und Südamerika einerseits und Australien, Asien und den Polargebieten andererseits erstreckt, gibt es Tausende von kleinen und großen Inseln, verstreut im Stillen Ozean, als ob ein urzeitlicher Riese eine Handvoll Kieselsteine achtlos ins Wasser geworfen hätte. Auf vielen der Eilande leben Menschen mit einer eigenartigen, exotischen Kultur. Viele Geheimnisse, viel Schönheit und Zauber beinhalten die Traditionen dieser Leute. Nachdem die Weisheit der pazifischen Inselkulturen über lange Zeit von den im Westen Lebenden verleugnet wurde, begann das Interesse daran im letzten Jahrzehnt des vergangenen Jahrtausends immer mehr zu wachsen. Gerade auch aufgeschlossene Naturheilkundler entdeckten immer neue Schätze in der überreich wuchernden, tropischen Pflanzenwelt des äquatorialen Pazifiks. Eine besonders kostbare Perle begegnete uns bei unseren Recherchen zum Thema Nahrungsergänzungen, als wir uns mit den traditionellen Heilpflanzen Polynesiens, einer Inselgruppe im Pazifik, beschäftigten.

Die traditionelle polynesische Kultur birgt viele wertvolle Geheimnisse

Die heute auf den zauberhaften polynesischen Inseln lebenden Eingeborenen stammen größtenteils von Einwanderern aus

Südostasien ab. Ungefähr im 1. oder 2. Jahrhundert nach Christus kamen sie in mit Segeln versehenen Ausleger-Kanus Tausende von Kilometern weit über den Pazifik in ihre neue Heimat. Die abenteuerlustigen Einwanderer hatten die lange, gefährliche Reise allerdings nicht aufs Geratewohl unternommen. Sie verfügten nach den vorliegenden völkerkundlichen Forschungen über ausgezeichnete Navigationskenntnisse, wussten um die Strömungen und Winde des Pazifiks und hatten sich alles, was für die Erhaltung ihrer Gesundheit und ihres Wohlstandes wichtig war, eingepackt. Als Seefahrernation blickten sie bereits zu dieser Zeit auf eine lange Tradition von mutigen Entdeckern und genialen Bootsbauern zurück. Wie es möglich ist, dass einem von vielen Völkerkundlern immer noch als „primitiv„ eingestuften Volk so umfassende nautische Kenntnisse und Informationen zur Verfügung standen, ist bis heute weitgehend ungeklärt.

Wie aus den zahlreichen Legenden und Sagen bei genauerem Studium zu entnehmen ist, waren die Einwanderer jedoch alles andere als rückständig. Ihre Kultur und ihre Wissenschaften waren hoch entwickelt, wenn auch auf einer völlig anderen Basis, als wir sie heute in der westlichen Welt gewohnt sind: Statt Technik und Maschinen, Mathematik und analytischer Chemie verwendeten die Ahnen der heutigen Hawaiianer und Tahitianer ihre außersinnliche Wahrnehmung, Telepathie, schamanische Rituale, Pflanzenwissen, Astrologie und Ähnliches. Wem dies zu seltsam erscheint, der braucht es nicht zu glauben. Eine unwiderlegbare Tatsache jedoch ist, dass Tausende von Menschen in kleinen Booten, mit denen sich heutzutage selbst erfahrene Segler kaum an eine Ostseeüberquerung wagen würden, den Pazifik erfolgreich durchkreuzten und – zumindest – große Kenntnisse in der Navigation, dem Ackerbau und der Pflanzenheilkunde besaßen.

Die wertvollsten Pflanzen wurden mit auf die große Reise genommen

Die Einwanderer führten aus ihrer alten Heimat alle Pflanzen in Form von Samen oder Schösslingen mit sich, die für ihre Gesundheit, das Handwerk und ihre Ernährung von unentbehrlicher Bedeutung waren, denn wer wusste schon genau, was die neue, ferne Welt bieten würde? Einige Legenden besagen, dass sich in ihrem Gepäck auch eine ganz besondere Pflanze namens *Noni** (Morinda citrifolia) befand, von der dieses Buch handelt. Noni ist eine mit so einzigartigen gesundheitsfördernden Eigenschaften versehene Pflanze, dass ich – Walter Lübeck – durch die Bekanntschaft mit ihr meinem selbstgegebenen Versprechen untreu wurde, auf absehbare Zeit nichts mehr über Nahrungsergänzungen zu publizieren. Ich mag es, über richtig interessante Dinge zu schreiben, verborgenes Nützliches, das mich persönlich anspricht, „auszugraben" und aufgeschlossenen Menschen davon zu berichten, denn solche wichtigen Schätze sind meiner Ansicht nach zum Verteilen da ...

* Noni ist dementsprechend über praktisch die ganze pazifische Inselwelt, wo es Noni, Nonu oder Nono genannt wird, Malaysia, wo es als „Mengkudu" bekannt ist, die Karibik, wo es als „Schmerzkillerbaum" bezeichnet wird, und Südostasien, wo es zum Beispiel unter dem Namen „Nhau" (gesprochen etwa wie „Noo") auftritt, sowie Indien und Teile von Südamerika verbreitet.

Die 24 „Kanu-Pflanzen“,
die höchstwahrscheinlich von südostasiatischen Einwanderern
in den ersten beiden Jahrhunderten nach Christus
in die Polynesische Inselwelt gebracht wurden.

1. Ape (Alocasia macrorrhiza)
2. Awa (Kava-Kava)
3. Awapuhi (wilder Ingwer)
4. Hau (Hibiscus)
5. Ipu (Flaschenkürbis)
6. Kalo (Taro)
7. Kamani (Alexandrinischer Lorbeer)
8. Ki (Ti-Pflanze)
9. Ko (Zuckerrohr)
10. Kou (Cordia subcordata)
11. Kukui (Kerzennussbaum)
12. Mai a (Banane)
13. Milo (Portia-Baum)
14. Niu (Kokosnuss)
15. Noni (Indische Maulbeere)
16. Ohe (Bambus)
17. Ohià Ai (Bergapfel)
18. Olena (Curcuma)
19. Olona (Touchardia latifolia)
20. Pia (Polynesische Pfeilwurzel)
21. Uala (Süßkartoffel)
22. Uhi (Yams)
23. Ulu (Brotfrucht)
24. Wauke (Papier-Maulbeere)

Nach meinem letzten Buch über einen altehrwürdigen chinesischen Heiltee* hatte ich jedoch das Gefühl, mich genug in den Heilpflanzenbeeten exotischer Länder getummelt zu haben und auf absehbare Zeit nicht mehr genug neuen Stoff in diesem Themenbereich zu finden, der mich ansprach und nicht schon von anderen ausreichend behandelt worden ist. Doch wie so oft im Leben kommt es ganz anders, als man denkt.

Über einen guten Freund – Co-Autor Hendrik Hannes – kam eine Botschaft aus der Südsee in Form eines prall gefüllten Umschlags mit wissenschaftlichen Studien und Erfahrungsberichten über Noni. Erst einmal griff ich einige Tage lang um den Umschlag herum, war doch genug Anderes, recht Dringliches zu tun. Doch dann, eines schönen, warmen Sommertages, nahm ich das inhaltsschwere Paket mit auf die Terrasse und begann, faul ausgestreckt im Liegestuhl, ein Glas Eistee in der Hand, die Berichte zu studieren. Eigentlich wollte ich nur fünf Minuten schmökern – als kleines Alibi für die anschließende, wohlverdiente Siesta ...

Doch aus dem Mittagsschläfchen wurde diesmal nichts und der Tee vergessen und warm. Noni hatte mich gerufen, und wie besessen las ich den ganzen Stapel Informationsmaterial in den folgenden dreieinhalb Stunden ohne Pause durch. Danach stand ich auf und bestellte umgehend telefonisch meine erste Flasche des exotischen Fruchtsaftes.

Reichlich positive Erfahrungen mit Noni

Diesen Entschluss habe ich nie bereut. In der kleinen informellen Studiengruppe, die aus Mitarbeitern meines Reiki-Do Instituts International, einigen Freunden und unserem Netzwerk

---

* „Pu Erh Tee richtig anwenden", Windpferd 1999.

assoziierter Therapeuten und interessierter Laien besteht, begann sich Noni wie eine Art Flutwelle auszubreiten. Innerhalb weniger Wochen kam bereits eine erstaunlich große Anzahl von durchweg sehr positiven Erfahrungsberichten mit den unterschiedlichsten Inhalten zu mir zurück und, bestärkt durch eigene eindrucksvolle Noni-Erlebnisse, entwarfen Hendrik und ich aus dem Stand heraus ein Konzept für ein Buch über die neue, aufregende Entdeckung.

Es ist uns sehr wichtig, die Öffentlichkeit über Dinge wie Noni gründlich zu informieren. Nahrungsergänzungen können so viel Gutes tun und werden doch meist in der schulwissenschaftlich orientierten Fachwelt immer noch eher belächelt, obwohl ihr gesundheitlicher Wert für die Steigerung der alltäglichen Lebensqualität problemlos durch die Erfahrung bestätigt werden kann.*

Mit unserer Arbeit möchten wir Alternativen zur herkömmlichen Gesundheitspflege aufzeigen. Frei nach der Devise „Eure Nahrung soll Eure Heilung sein!“ sind wir der Ansicht, dass die besten Heilmittel die gesundheitlich wertvollen Nahrungsmittel** sind.

---

* Um es gleich zu Anfang klarzustellen: Wir haben kein grundsätzliches Problem mit der Schulmedizin. Sie hat diagnostisch und therapeutisch gerade für akute Erkrankungen viel Wertvolles zu bieten. Wir wünschen uns jedoch von mehr Vertretern dieser medizinischen Richtung mehr Aufgeschlossenheit und Toleranz gegenüber alternativen Methoden der Gesundheitspflege. Immerhin beginnt sich aber auch hier in letzter Zeit einiges zu ändern.

** In den sprachlich so kreativen USA werden Lebensmittel von hohem gesundheitlichem Wert seit einigen Jahren als „nutrication“, einem Mischwort aus „nutrition“ (Nahrung) und „medication“ (Medikament) oder „functional food“, was sinngemäß bedeutet „Lebensmittel mit wichtigen gesundheitsfördernden Eigenschaften“, bezeichnet.

Noni ist gut verträglich und wohlschmeckend

Und Noni ist unseres Erachtens eine Gesundheitsnahrung par excellence. Es ist sogar für Schwangere, Stillende und Kinder eine gute und gesunde Nahrungsergänzung.

Meist ist es als wohlschmeckendes Getränk* mit kleinen, das Aroma aufwertenden Zusätzen anderer naturreiner Fruchtsäfte erhältlich, das unseres Wissens keine Nebenwirkungen aufweist und zugleich eine schier unglaubliche Menge an Gesundheitsstörungen bei vielen Menschen durch seinen hohen Gehalt an Enzymen (bis zu etwa 800-mal mehr als Ananas!) und Vitalstoffen (über 100!) positiv und normalisierend zu beeinflussen vermag.

Im Verlauf der Recherchen zu dem vorliegenden Buch gab es immer wieder neue, faszinierende Überraschungen, die unser Interesse nicht nur wach hielten, sondern noch steigerten. Wir haben selten so aufregende Zeiten während einer Buchrecherche gehabt wie bei dem Thema Noni.

Heute, nachdem der letzte Teil des Buches abgeschlossen ist, sind wir beide froh und dankbar dafür, etwas derartig Wertvolles an Sie weitergeben zu dürfen.

In der Welt gibt es nicht viele Dinge, die so viel Gutes für die Gesundheit tun können wie Noni, die Südsee-Frucht.

Wir sollten sie ehren, wie es schon seit vielen Jahrhunderten die Kahuna, die traditionellen Weisen und Heiler der polynesischen Inselwelt tun, und sie dankbar als wundersames Geschenk des großen Apothekers Namens „Natur" gebrauchen, um das Leben lebenswerter zu machen, unsere Schaffenskraft zu

* Noni ist aber auch in Kapselform, als Brausetablette und Konzentrat sowie als essentieller Bestandteil von diversen Kosmetikprodukten erhältlich.

unterstützen und unsere kostbarsten Schätze, gute Gesundheit, Schaffenskraft und Wohlbefinden vorbeugend zu schützen und zu steigern.

Noni – keine Nahrungsergänzung wie jede andere!

Abschließend noch dies …

Denken Sie bitte nicht, dies sei nun ein weiteres Buch über „noch eine" weitere „tolle" Nahrungsergänzung, von der es ja schon so viele gibt, und Sie könnten sich den Luxus des Zeiteinsatzes eigentlich nicht leisten, den Sie brauchen, sich mit dem vorliegenden Text richtig zu befassen!

Geben Sie sich eine Chance – lesen Sie, was wir geschrieben haben, um Ihnen den Weg zu etwas unserer Erfahrung nach sehr Kostbarem und Einzigartigem zu zeigen.

Dann: Glauben Sie uns nicht blindlings!

Überzeugen Sie sich besser selbst und verwenden Sie Noni regelmäßig 3 Monate lang täglich.

Dies ist der längste Zeitraum, der uns bekannt geworden ist, bis Noni seine positiven Wirkungen deutlich für den Betreffenden zeigte. Bei den meisten war bereits nach ein bis vier Wochen eine klare, aussagekräftige Reaktion aufgetreten, und zwar durchaus auch bei Kerngesunden, die durch den exotischen Fruchtsaft weniger Schlaf brauchten, ein positiveres Lebensgefühl bekamen, jünger wirkten und – im Fall einiger Raucher, wesentlich weniger Appetit auf ihre „Glimmstängel" hatten.*

* Warum Noni Rauchern sehr effektiv dabei helfen kann, weniger gesundheitlich schädlichen Tabak zu konsumieren, erklären wir in Kapitel 4 noch genau.

Wir sind durch unsere Erfahrungen restlos überzeugt von Noni, deswegen schlagen wir Ihnen diesen „Selbstversuch" vor.

Wir haben ihn schon erfolgreich durchgeführt.

Mögen Freude, Glück und Gesundheit mit Ihnen sein.

Ihr
Hendrik Hannes und *Walter Lübeck*

Die ganze Natur ist Harmonie,
und wir sind geschaffen,
mit ihr zu harmonieren.
Jede einzelne Schönheit der Natur
ist bestimmt,
die Saiten des menschlichen Herzens
zu berühren
und erklingen zu machen.

(Bengt Berg)

Kapitel 1

Noni: Was sie ist und wie sie traditionell gebraucht wird

Die Nonipflanze (wissenschaftliche Bezeichnung: *Morinda citrifolia*; englisch: *Indian Mulberry*)* wächst als Strauch oder immergrüner Baum 3 bis 6 m hoch. Sie besitzt große, dunkelgrüne, glänzende und tief geäderte Blätter in ovaler Form mit kurzem Stiel, die gewöhnlich geteilt sind, außer an den Stellen, wo Früchte wachsen. Noni ist etwas Besonderes, so auch in Bezug auf die Früchte. Denn bei Noni kommen erst die Früchte und dann die Blüten, die darauf mit fünf oder sechs Blättern wachsen. So eine Frucht kann gut 800 g schwer und größer als ein Fußball werden, wenn sie in der Sonne wächst. Die im Schatten Reifenden sind wesentlich kleiner und erreichen etwa den Umfang eines Tennisballs.

Der Nonibaum ist sehr widerstandsfähig und erreicht ein hohes Alter. Bei den Eingeborenen heißt es, er werde wesentlich älter als ein Mensch.

Die Früchte wachsen das ganze Jahr über, und es lassen sich an einer Morinda citrifolia sowohl unreife, als auch halbreife und reife Früchte sowie Blüten finden. Solange Noni in den Sonnenstrahlen baden darf und einem kalten Wind nicht zu sehr ausgesetzt ist, ist sie nahezu unverwüstlich, wird praktisch nie von Schädlingen oder Pflanzenkrankheiten befallen. Wahrscheinlich ist diese robuste Gesundheit ein wesentlicher Grund für ihre Fähigkeit, sehr alt zu werden. Ihre Gesundheitskraft

---

* Es gibt noch eine nahe Verwandte dieser Pflanze, die *Morinda officinalis,* deren Wirkungen auf die Gesundheit recht ähnlich sind.

kann sie auch an Mensch und Tier weitergeben – doch dazu später mehr.

Noni bevorzugt zur Ansiedlung die Küstenregionen auf Meeresniveau bis hinauf zu einer Höhe von etwa 400 Metern. Sehr häufig findet man sie in der Nähe von Lavaströmen, in die sie ihre Wurzeln wachsen lässt. Lavafelder sind in der polynesischen Inselwelt, wo ja viele aktive und noch mehr inzwischen friedliche Vulkane zu finden sind, recht häufig. Die erkaltete Lava ist reich an Nährstoffen für die Pflanzenwelt und sicherlich einer der wichtigsten Gründe für den guten Boden vieler Inseln. Dr. Charles Garnier, ein von der Regierung von Französisch-Polynesien angestellter Wissenschaftler, der sich auf die Erforschung von Noni spezialisiert hat und mit einer Arbeit über die Inhaltsstoffe von Noni an der UCLA einen Masters Degree erhielt, widmet sich besonders der Forschung über die Zusammenhänge von Bodenqualität und Gehalt von gesundheitlich wertvollen Inhaltsstoffen. Seiner Aussage nach bringen besonders sehr alte Lava und hügeliges Terrain Nonipflanzen hervor, deren Früchte einen sehr hohen Gehalt an für die Gesundheit des menschlichen Organismus hilfreichen Stoffen aufweisen.

Noni bringt das ganze Jahr hindurch schöne, weiße, trompetenförmige und recht große Blüten hervor. An den Rändern der großen sind wiederum viele kleine Blüten, aus denen eiförmige Früchte mit einem Durchmesser von bis zu 12 cm entstehen, die eine samtige Schale haben. Im unreifen Zustand sind sie grün und später, in der Reife, wechselt die Farbe langsam zu gelb. Die unreifen und halbreifen Früchte lassen sich roh, getrocknet oder gekocht gut essen. Die vollreifen Früchte riechen und schmecken je nach Wachstumsregion mehr oder weniger nach überreifem Käse und sind extrem vitalstoffreich, völlig ungiftig und gut bekömmlich. Ein sicherlich gut nachzuvollziehender Grund, warum nur sehr kranke oder gebrechliche Menschen in alter Zeit die Hilfe der reifen Frucht in Anspruch nahmen. In Zeiten der Hungersnot aßen auch alle anderen die Früchte – zum einen, weil sie satt machte, zum anderen, um die Gesundheit stabil zu halten, denn Noni enthält viele wertvolle Nähr- und Vitalstoffe.

Gott sei Dank hat die moderne Wissenschaft eine fantastische Lösung für das Geschmacksproblem gefunden: Der Nonisaft wird mit einer kleinen Menge anderer, speziell ausgewählter natürlicher Fruchtsäfte gemischt, deren Aromamoleküle genau die problematischen Aromamoleküle der Noni überdekken. Und so verfügen wir heute über einen wohlschmeckenden Fruchtsaft aus der Morinda citrifolia mit praktisch einzigartigen Wirkungen für die Stabilisierung der Gesundheit.

Die Samen der Nonipflanze fliegen lange Strecken durch die Luft und können lange im Wasser schwimmen. Dies ist sicher ein wesentlicher Grund für die überaus starke Verbreitung der Nonibäume und -sträucher in der polynesischen Inselwelt.

Noni ist überall im pazifischen Raum zu finden

Allerdings findet sich die Morinda citrifolia nicht nur auf den Südseeinseln. Wie schon in der Einleitung erzählt, wurde diese Pflanze ja aus Südostasien importiert. Einer Forschung (Whistler, 1992) zufolge, soll Noni ursprünglich von den Inseln Indonesiens stammen. Doch hundertprozentig bewiesen ist das nicht. Einige Legenden der Ureinwohner Polynesiens sprechen davon, dass Noni von dem sagenumwobenen Kontinent Lemuria stammen soll, der vor Tausenden von Jahren in einer gewaltigen Katastrophe weitgehend untergegangenen Heimat der Menehunes, einer kleinwüchsigen, dunkelhäutigen Rasse, von der noch einige wenige auf den pazifischen Inseln lebten, als die Siedler aus Südostasien kamen. Die Inseln der Südsee sollen die Bergspitzen des von den Meereswogen verschlungenen Erdteils sein. Verwendet wurde Noni den Überlieferungen entsprechend als Nahrungs-, Heil- und Zauberpflanze aber auch als Aphrodisiakum*.

Wie dem auch sei, auch heute kommt sie unter anderem sehr häufig in Australien, einigen tropischen Regionen Afrikas, Mittel- und Südamerikas, der Karibik, China, Malaysia, Indien** und den Philippinen vor. Systematisch angebaut wird sie unseres Wissens nach jedoch nirgends. Dies ist auch wohl kaum nötig, denn die gesamten Ernten stammen aus den in rauen Mengen zu findenden wildwachsenden Noni. Und wie es mit dem unkultivierten Wildwuchs auch bei anderen Pflanzen rund um die Welt ist, sind die Nonigewächse in der freien Natur wesentlich vitalstoffreicher und robuster als es kultivierte, kunstgedüngte Artgenossen je sein könnten. Der derzeit weltweit mit Abstand größte Hersteller von Nonisaft, die Morinda Corporation, verwendet beispielsweise nur etwa 5 % der wildwachsenden Nonifrüchte von etwa 80 der 118 Inseln von Französisch-Polynesien, um weit über 90 % der globalen Nachfrage abdekken zu können.

Ein Forscher entdeckt die Gesundheitsgeheimnisse der Nonifrucht für den Westen

Dr. Heinicke, ein Wissenschaftler, der viele Jahre die gesundheitlichen Wirkungen der Ananas für ein großes US-amerikanisches Plantagen-Unternehmen erforschte, bevor er die

* Aphrodisiakum = luststeigerndes Mittel.

** Über Noni wird bereits in über 2000 Jahre alten ayurvedischen Schriften Gutes berichtet.

Morinda citrifolia entdeckte, fand bei seinen Untersuchungen über den für die Gesundheit des Menschen wichtigen Enzymgehalt der Ananas heraus, dass durch den kultivierten Anbau immer mehr dieser und anderer wichtiger Vitalstoffe verlorengehen. Dies liegt seiner Ansicht nach an der Düngungstechnik der modernen Landwirtschaft, die die meisten Mikronährstoffe nicht angemessen berücksichtigt, weil die Pflanzen ja auch mit Stickstoff und ähnlichem schnell groß werden. Doch nicht immer ist Quantität gleich Qualität, wie jeder, der einmal den Geschmack von „Industrie-Tomaten" mit dem Aroma von Garten-Tomaten verglichen hat, wird bestätigen können. Übrigens enthält die Nonifrucht im Vergleich bis zum etwa 800fachen an Enzymen einer handelsüblichen Ananas.

Obwohl heute üblicherweise nur die Früchte der Nonipflanze in großem Umfang verwendet werden, ist dies nicht alles, was dieses vielseitige Geschenk der Natur zu bieten hat. In der traditionellen Kultur der Südseeinsulaner wurden und werden Wurzeln, Blätter und Früchte gleichermaßen sehr einfallsreich genutzt. Neben einer äußerst breiten Palette innerer und äußerer medizinischer Anwendungen entdeckten die Eingeborenen auch noch die Möglichkeit, mit Extrakten aus der Nonipflanze Tücher in wunderschönen Gelb- und Rottönen zu färben.

Doch in der Hauptsache schätzen sie natürlich die gesundheitlichen Eigenschaften, die von den in der Pflanzenheilkunde sehr bewanderten Kahuna, Medizinfrauen und -männern, die bis zu 20 Jahre in den verschiedenen Fachbereichen der Heilkünste ausgebildet werden, genauestens bekannt waren und sind. Denn die Kahuna und ihre Heilkünste sind trotz über 100-jährigem Verbot ihrer Tradition und heftiger, zum Teil brutaler Verfolgung durch christliche Missionare immer noch tätig und bei der Bevölkerung sehr beliebt.

Die traditionellen Heiler Polynesiens schätzen den gesundheitlichen Wert von Noni

Die Kahuna sind durch ihre jahrhundertelange Praxis auch überzeugt davon, dass Noni neben der positiven Wirkung auf körperliche Gesundheitsprobleme aller Art ebenso diverse seelische Disharmonien bessern helfen kann. Moderne Forschungen einer stattlichen Anzahl unabhängiger Wissenschaftlerteams weltweit haben vieles von den überlieferten Erkenntnissen der traditionellen Heiler Polynesiens schon bestätigt.*

Wir sind der Ansicht, dass es wenig sinnvoll ist, die in Jahrhunderten gesammelten Erfahrungen und Weisheiten ganzer Völker einfach in Bausch und Bogen abzuwerten, nur weil wir im Westen eine ganz anders geartete, eher mechanistische als humanistische Auffassung von Medizin entwickelt haben. Menschen sind lebendige Wesen und sollten gerade im Falle von Gesundheitsstörungen auch entsprechend behandelt werden. Apparate und Chemikalien sollten da eher die zweite Geige spielen beziehungsweise eher in Notfällen eingesetzt werden.

Bis zur Ankunft der zivilisierten Eroberer aus Europa ging es den Einwohnern Polynesiens gesundheitlich recht gut

Immerhin waren die Bewohner der Südseeinseln bei der Ankunft ihres Entdeckers Captain Cook im Jahre 1778 im Allgemeinen in guter gesundheitlicher Verfassung, und die Kahuna – die einheimischen Heiler – hatten die sporadisch auftreten-

* Siehe das Verzeichnis der wissenschaftlichen Referenzen im Anhang.

den Krankheiten und Verletzungen damals therapeutisch und diagnostisch um ein Vielfaches besser im Griff als ihre studierten Kollegen in der westlichen Welt, die Ärzte. Man lese nur einmal einige Berichte über die Medizin der damaligen Zeit in Europa, da steigt schnell ein mittelschweres Gruseln auf.

In einem kleinen Überblick bringen wir Ihnen nun im Folgenden einiges von dem traditionellen gesundheitsbezogenen Gebrauch der Noni auf den pazifischen Inseln nahe und gehen zum besseren Verständnis auch ein wenig auf die diesbezüglichen Auffassungen der Kahuna über Krankheit, Gesundheit und Heilung ein. Manchem mögen zwar die einen oder anderen Ideen ein wenig seltsam erscheinen, aber immerhin haben sie für Millionen von Menschen auf der anderen Seite der Welt mindestens zwei Jahrtausende in der Praxis gut funktioniert und ein weitgehend gesundes Leben und Arbeiten ermöglicht.

Vielleicht bekommen Sie ja aus unserem Bericht die eine oder andere wichtige Anregung für Ihren ganz persönlichen Umgang mit Noni, metaphorisch umschreibbar als eine Art Ernährungserfahrung der dritten Art.

Die Noni in der Heiltradition Polynesiens

Die Kahuna*, die für Pflanzenheilmittel zuständig waren, suchten sorgsam diejenigen Sträucher und Bäume aus, die ihrer Ansicht nach an besonders kraftvollen Plätzen wuchsen, die unter dem Segen der Götter standen. In der Hunalehre, der uralten Tradition der Kahuna, wird davon ausgegangen, dass verschiedene Orte verschiedene Kraftpotentiale und Qualitäten der Lebensenergie in sich tragen und dass es dementsprechend Plätze

* Kahuna lässt sich sinngemäß mit „Spezialist" oder „sehr Gebildeter" übersetzen.

gibt, an denen die Einflüsse der den Menschen wohlgesonnenen Götter besonders stark sind.* Diese heiligen Orte, wie sie auch genannt werden, bringen besondere Pflanzen hervor, die nach der Erfahrung der Medizinleute Polynesiens weit mehr gesundheitlich wertvolle Kräfte haben als Pflanzen in anderen Lagen. Nachdem also die erfolgversprechendsten Pflanzen ausgewählt sind, begaben sich die Kahuna regelmäßig zu ihnen, um mit besonderen Gebeten an die für die Noni zuständigen Gottheiten noch einmal die spirituellen Kräfte in den Früchten während der Reifungszeit anzusammeln. Diese segenspendenden Rituale wurden schon bei der Blütezeit begonnen und bis zur Ernte der so gesegneten Früchte fortgeführt.

Diese Praktiken erscheinen einigen Lesern sicherlich recht fremdartig. Doch wer hat nicht zumindest schon einmal von Menschen mit dem „grünen Daumen“ gehört, die mit ihren Pflanzen täglich reden und die für jeden nachprüfbar fröhlich sprießen und gedeihen – aus welchen Gründen auch immer und oft sogar unter nicht optimalen Umständen.

Wenn Sie wollen, machen Sie doch einmal das folgende Experiment: Kaufen Sie zwei gesunde Pflanzen der selben Art, informieren Sie sich in der Gärtnerei gründlich über ihre Be-

---

* In Asien ist diese Ansicht weitverbreitet. In Indien und China haben sich im Verlaufe der Jahrhunderte sehr umfangreiche Systeme zur Arbeit mit der Lebensenergie von Landschaften, Gärten, Häusern und Wohnungen unter den Bezeichnungen Vastu (Indien) und Feng Shui (China) entwickelt. Nach der Ansicht von Feng-Shui-Spezialisten zirkuliert in Gebäuden und in der Landschaft dieselbe Lebensenergie Chi, die bei der mittlerweile im Westen gut bekannten Akupunktur ebenfalls als Träger des Lebens angesehen wird. Auch große Unternehmen in Asien, den USA und England nutzen bereits Feng Shui zur Verbesserung des Betriebsklimas und zur Steigerung von Umsätzen und Gewinn. In den letzten Jahren sind international Dutzende von Büchern über Feng Shui publiziert worden, die zum Teil Bestsellerauflagen erreichen. Irgendetwas scheint also daran zu sein. Hongkongs Taipane etwa schwören darauf. Und die sind so erfolgreich, dass sie sogar von China in Ruhe gelassen werden.

dürfnisse und stellen Sie beide einige Meter entfernt voneinander auf gleich gut geeignete Plätze. In der nächsten Zeit versorgen Sie beide auf gleiche Weise. Doch sprechen Sie der einen täglich mehrmals gut zu! Loben Sie sie für neue Triebe, preisen Sie ihre Schönheit, erzählen Sie ihr Positives aus Ihrem Leben; kurz: geben Sie ihr viel wohlwollende Aufmerksamkeit und liebevolle Zuwendung.

Mit hoher Wahrscheinlichkeit werden Sie bereits nach einigen Wochen bemerken, dass Ihr „Liebling" wesentlich besser gedeiht als die nur mit Wasser, Licht und Dünger versorgte Vergleichspflanze.

Überlieferte Anwendungsgeheimnisse von Noni – die wohltätigen Kräfte optimieren lernen

Um die Heilkraft der Morinda citrifolia optimal zu nutzen, empfehlen die Kahuna eine kurze Zeit der Einstimmung, in der die Frucht oder der Saft in den Händen gehalten wird. Sie sagen, der heilende Geist der Pflanze könne so besser die Wurzeln der Krankheit in dem betreffenden Menschen aufspüren und dann später, bei der Einnahme, schneller zu ihr finden, um sie zu heilen. Ein kurzes Gebet, in dem der Geist oder Engel der Nonipflanze begrüßt und ihm für sein Kommen gedankt sowie um Heilung für das besondere Leiden gebeten wird, schließen diese Vorbereitung ab. Die Kahuna sind der Ansicht, jede Pflanze habe eine Art Engel, der sich um sie kümmert und von der Schöpferkraft zu der Pflanze gesandte Lebensenergien und Segnungen an kundige, demutsvolle Menschen weiterleiten kann.

Ob dies nun so ist oder nicht, können wir nicht beurteilen. Nachweisbar ist jedoch, dass die Kahuna die gute gesundheitliche Verfassung der Bevölkerung der polynesischen Inseln, für die sie über Jahrhunderte die einzigen Ansprechpartner in Krankheitsfällen waren, aufrecht erhalten haben.

Spüren, wie gut Noni Körper und Geist tut

Aus verschiedenen uns vorliegenden Erfahrungsberichten konnten wir entnehmen, dass einige sehr sensible Menschen tatsächlich direkt Reaktionen in ihrem Körper dort spüren, wo Gesundheitsprobleme vorhanden sind, wenn sie eine Flasche mit Nonisaft einige Minuten in den Händen halten. Vielleicht ist also doch etwas an den alten Überlieferungen. Wer weiß? Auf jeden Fall haben ein wenig „Bitte" und „Danke" noch keinem geschadet.

Persönliche Erfahrungen mit Noni sind wichtig

Bei allen wissenschaftlichen Erklärungen und Referenzen, die wir in den folgenden Kapiteln und im Anhang aufführen, ist uns eines sehr wichtig: Vergessen Sie nicht Ihre persönliche Erfahrung mit Noni! Über Forschungsergebnisse lässt sich kontrovers diskutieren, manches wartet noch darauf, entdeckt oder richtig verstanden zu werden. Und gerade bei Noni steckt die Erforschung der Wirkungsmechanismen noch in den Kinderschuhen, und vieles, was heute Fakt zu sein scheint, kann morgen vielleicht anders verstanden werden. *Doch Ihre Erfahrung ist das Wesentliche für Sie.* Was Ihnen gut bekommt und Ihnen hilft, ist für Sie persönlich nützlich. Irgendwann wird sicher die Wissenschaft dann auch einmal den genauen Wirkungsmechanismus klären.

Diesbezüglich halten wir es wie mit der Sonne: Wir lassen uns gern von ihr wärmen, auch wenn immer noch nicht genau geklärt ist, warum sie eigentlich scheint. Sorgen über eine mögliche Giftigkeit von Nonisaft brauchen Sie sich nicht zu machen. Laut Auskunft des weltweit größten Produzenten von Noniprodukten ist die Nonifrucht (Morinda citrifolia) von der sehr strengen US-amerikanischen FDA (Food and Drug Administration) als GRAS eingestuft worden. Dies bedeutet: „Generally regarded as safe.“, also in sinngemäßer Übersetzung: „Grundsätzlich als sicher anerkannt.“ Auch nach unserer Erfahrung und den uns vorliegenden Berichten gibt es keinen Grund, Noni als problematisch zu betrachten. Millionen von Menschen haben es in der Südsee als gesundheitlich wertvolles Nahrungsmittel über Jahrhunderte verwendet; und auch von dieser Seite gibt es keine uns bekannten Hinweise auf Gefahren durch den Genuss von Noni.

Wenn die Neugier
sich auf ernsthafte Dinge richtet,
dann nennt man sie
Wissensdrang.

(Marie Freifrau Ebner von Eschenbach)

Kapitel 2

Die wissenschaftliche Entdeckung der heilkräftigen Wirkungen der Nonifrucht

Bedenkt man, dass das Wissen über die Heilkraft der Morinda-citrifolia-Frucht schon mehr als 2000 Jahre alt ist, so erscheint es vielleicht etwas seltsam, warum es erst jetzt in der westlichen Welt in weiteren Kreisen bekannt wird.

Dieser Umstand ist jedoch recht einfach zu erklären ...

Noni ist auf der anderen Seite der Welt zu Hause. Die Kulturen, in denen es traditionell verwendet wurde und wird, werden selbst heutzutage noch von vielen belächelt und für rückständig im Vergleich zum Stand des Westens gehalten. So verwundert es kaum, dass die Entdeckung und Erforschung von Wissensschätzen der im pazifischen Raum lebenden Völker auch in unserer Zeit eher auf glücklichen Zufällen beruht. Einer solchen glücklichen Fügung verdanken wir auch die Entdeckung von Noni.

Weiterhin ist das Interesse an ganzheitlicher Gesundheitspflege und Lebensmitteln mit gesundheitlich positiven Eigenschaften außerhalb von Randgruppen erst etwa in den 80er Jahren des 20. Jahrhunderts langsam in den westlichen Industrienationen gewachsen. Im Verlauf der 90er entstand ein dynamischer, sehr innovativer Markt für Nahrungsmittelergänzungen, der allerdings immer noch schwerpunktmäßig eher von kleinen Familienunternehmen und mittelständischen Betrieben beliefert wird. Diese haben verständlicherweise bei allem persönlichen Engagement und hohen Idealen doch nicht unbedingt die personellen und wirtschaftlichen Mittel für groß angelegte Forschungen auf der anderen Seite der Erde. So dauert es auch in den Zeiten des Internets mitunter Jahre, bis wertvolle Entdekkungen bei uns in den richtigen Kreisen bekannt werden und in den Handel gelangen.

Der weite Weg nach Westen

Es ist nicht ganz einfach, die gute Naturprodukte für breite Bevölkerungskreise verfügbar zu machen. Die Tahitianer beispielsweise können sich einfach eine Nonifrucht vom Baum pflücken und sie frisch essen. Soll ein Noniprodukt aber nach Europa verschifft werden und dort in einem guten, genussfähigen und gesundheitlich wertvollen Zustand ankommen, gehört Einiges an Aufwand dazu. So waren etwa insgesamt 5 Jahre Entwicklung und Sammeln von Erfahrungen notwendig, bis die nötigen Voraussetzungen geschaffen waren, das alte Heilwissen um die Südseefrucht zu erkennen, zu verstehen und in effizienter Form mit maximaler Naturbelassenheit zu einem erschwinglichen Preis für einen großen Markt in weiter Ferne nutzbar zu machen.

Dann sind da noch die nicht zu unterschätzenden gesetzlichen Hürden in vielen westlichen Staaten, die aus Zeiten stammen, in denen die Lobby der Pharmaunternehmen und die mechanistischen Auffassungen der universitären Schulmedizin die Öffentlichkeit noch wesentlich fester im Griff hatte und die Regeln diktieren konnte. Es gibt bisher nur in wenigen Ländern der westlichen Welt eine Abstufung zwischen chemischen Medikamenten, die wegen ihrer gefährlichen Neben- und Wechselwirkungen sinnigerweise nur von Ärzten verschrieben und in Apotheken verkauft werden sollten, einerseits und natürlichen, zum großen Teil durch jahrhundertelangen Gebrauch in ganzen Kulturen erprobten Lebensmitteln und Nahrungsergänzungen mit positiven Auswirkungen auf die Gesundheit andererseits. Zu der letzteren Gruppe gehört unseres Erachtens auch Noni.

Die Zeiten wandeln sich ...

Es wird wieder modern, Verantwortung für die eigene Gesundheit zu übernehmen. Deshalb gibt es seit einiger Zeit einen neuen, wie wir glauben, sehr vernünftigen Trend: Das Interesse an der eigenen Gesundheit nimmt immer mehr zu. Ständig größer werdende Kreise der Bevölkerung wollen wieder mehr Verantwortung in einem vernünftigen Umfang für die eigene Gesundheit übernehmen und auch bereits im Vorfeld Erkrankungen mit gut verträglichen, natürlichen Mitteln, wie etwa Nahrung mit positiven Wirkungen auf den Gesundheitszustand des Organismus, vorbeugen.

Bücher, Seminare und Vorträge, Beratungen in Bio-Läden, Reformhäusern und Fachgeschäften für Nahrungsergänzungen, Empfehlungen von Freunden und Bekannten und ein neues Berufsverständnis ganzheitlich orientierter Mediziner verbreiten das nötige Know-how.

In diesem Kapitel möchten wir Ihnen auf leicht verständliche Weise in Form eines – zugegebenermaßen fiktiven – Interviews näherbringen, wie die Kunde von Noni in den Westen gelangte und auf welche Weise diese wunderbare Pflanze ihre Wirkung entfaltet. Ganz bewusst haben wir an dieser Stelle auf allzu tiefschürfende wissenschaftliche Darstellungen verzichtet, um Ihnen einen erleichterten Einstieg in das Verständnis der sehr komplexen Wirkungsmechanismen des Nonisaftes zu geben. So können Sie sich erst einmal grundsätzlich informieren. Wer mehr wissen möchte, kann dann in den folgenden Kapiteln und der Sammlung von wissenschaftlichen Referenzen im Anhang die Details nachlesen.

Noni – ein Naturgeschenk stellt sich vor

Hallo, liebe Menschen! Ich heiße Morinda citrifolia. Meine Freunde nennen mich aber meist nur Noni. Meine Art ist schon sehr alt. Vor über 2000 Jahren fanden die Menschen heraus, dass Mutter Natur mir die Kraft verliehen hat, ihnen bei gesundheitlichen Problemen und Befindlichkeitsstörungen aller Art zu helfen. Sogar zur guten Laune kann ich beitragen. Ich bin ja auch selbst sehr verträglich.

Im Laufe meines langen Lebens haben jedoch bis vor kurzem nur die Einheimischen meine wertvollen Fähigkeiten genutzt. Sozusagen als Geheimtipp. Jetzt gehen meine Früchte auf Weltreise, und damit wird ein lang gehegter Traum wahr.

Frage: **Liebe Noni, wie und wann bist du entdeckt worden?**

Antwort: Oh, ja. Ich erinnere mich noch gut daran, wie ein neugieriger amerikanischer Tourist mich auf Hawaii fand. Von den Einheimischen ließ er sich viele Geschichten über mich und meine Kräfte erzählen. Er war fasziniert von mir, aber doch auch recht skeptisch, und ich dachte: „Bitte probiere mich doch aus, dann kann ich Dir zeigen, was alles Gutes in mir steckt!" Je mehr er von meiner Vielseitigkeit hörte, desto mehr wuchs sein Interesse an mir.

Damals, es war im Jahr 1995, hat mich dieser Tourist mit nach Amerika genommen. Dort wollte er einen erfahrenen Wissenschaftler finden, der mich unter die Lupe nehmen und abklären sollte, ob und wie ich Menschen helfen könne, gesund und leistungsfähig zu sein.

Biografie von Dr. Heinicke

Dr. Ralph Heinicke graduierte 1936 an der Cronell University. Seine Interessen lagen vor allem in der Pflanzenphysiologie. Danach beendete er ein Elektrotechnik-Studium an der Universität von Kentucky in Lexington, bevor er seinen Doktortitel in Chemie an der Universität von Minnesota erwarb. Durch seine Arbeit als wissenschaftlicher Beauftragter für die Firma „DOLE Pineapple" lebte er von 1950 bis 1986 auf Hawaii und widmete sich vor allem dem damaligen „Enzymwunder", der Ananas.

Der Durchbruch gelang ihm 1972, als er erstmals seine Forschungsergebnisse über den Ananaswirkstoff „Bromelain" veröffentlichte, der weitreichende Folgen auf den weiteren Verlauf der medizinischen Evolution hatte. Neben seinen offiziellen Forschungsarbeiten schrieb Dr. Ralph Heinicke Berichte für viele wissenschaftliche Magazine und betrieb nebenher, quasi als Hobby, ernährungsphysiologische Untersuchungen. Nach jahrelanger Forschungsarbeit an und mit Enzymen entdeckte Dr. Heinicke im Dezember 1981 ein neues Alkaloid, das er „Xeronin" nannte und patentierte. Nun begann seine Suche nach den Ursachen zur Entstehung des Xeronins und nach den Stoffen, die der Körper benötigt, um das lebenswichtige Alkaloid herzustellen. Als er die „Rohstoffe", Proxeronin und Proxeronase entdeckt hatte, die durch Biosynthese unter Einbeziehung von Serotonin zum lebensspendenden Xeronin werden, begab er sich nun auf die Suche nach Nährstoffquellen, die reich an den Xeronin-Vorläufern sind.

Paradoxerweise war es nicht er, der mehr als 36 Jahre auf Hawaii lebte, sondern ein amerikanischer Tourist, der ihm von dort 1994 die Morinda-citrifolia-Frucht zur Untersuchung vorlegte. Die in ihr entdeckten großen Xeronin-Vorläuferansammlungen übertrafen seine Vorstellungen um ein Vielfaches. Seitdem widmete er den größten Teil seiner Zeit der intensiven wissenschaftlichen Erforschung dieses Naturphänomens. Neben dem Nachweis schier endloser biochemischer Prozesse und Funktionsweisen, die durch Xeronin aktiviert werden, entwickelte er ein Konservierungsverfahren, mit dem man nahezu das gesamte, natürliche Vitalstoffsystem der Frucht über längere Zeit fast ohne Verluste erhalten kann.

Dr. Heinickes Lebenswerk brachte ihm nicht nur höchste Anerkennung und den Respekt in der Fachwelt ein, sondern auch den Dank vieler Menschen weltweit, die durch seine bahnbrechenden Erkenntnisse zu Noni kamen und Hilfe bei der Bewältigung von Gesundheitsstörungen und der Stärkung ihrer Leistungsfähigkeit erhielten.

Auch wir danken diesem großen Wissenschaftler an dieser Stelle und weisen ganz besonders auf den großen Pioniergeist Dr. Heinickes hin, der so manche Hürde zu nehmen hatte, bevor die Ergebnisse seiner Forschungen anerkannt und genutzt wurden.

Frage: **Wie bist Du zu Dr. Heinicke gekommen?**

Antwort: Mein wissbegieriger Freund bemühte sich sehr, einen in der Pflanzenkunde bewanderten Spezialisten zu finden, um mir meine Geheimnisse zu entlocken. Dabei stieß er auf einen Forschungsbericht von Dr. Ralph Heinicke. Der wusste damals noch nichts von mir und war in ein Projekt vertieft, das sich mit der Bestimmung und Wirkungsweise der in der Ananas enthaltenen Enzyme beschäftigte. Dabei entdeckte er das *Bromelain*, ein Enzym, das stark schmerzlindernd ist und auch noch andere, für die Gesundheit wertvolle Eigenschaften hat. Allerdings hatte Dr. Heinicke zu seinem Kummer feststellen müssen, dass der Gehalt des Wirkstoffes gegen Schmerzen, das Bromelain, sich über die Jahre in den Ananasfrüchten immer weiter verminderte. Verantwortlich dafür sind seiner Ansicht nach Plantagenzucht und die permanente Überbeanspruchung der Nährböden, die nur mit den Düngern versorgt werden, die die Pflanzen schnell wachsen lassen.

Die so genannten Mikronährstoffe, Spurenelemente, werden im industriellen Landbau meist sträflich vernachlässigt. Gerade diese Substanzen geben den Pflanzen und ihren Früchten jedoch Qualität und viele gesundheitlich wertvolle Eigenschaften. Ich bekomme auf den polynesischen Inseln durch die Lavaerde allerdings mehr als genug davon, und ich wachse überall wild, weswegen es bisher keine Bemühungen gab, mich in größeren Plantagen anzubauen.

Warum mein Entdecker mich gerade zu Dr. Heinicke brachte, hatte mehrere Gründe. Natürlich waren seine ausgezeichneten fachlichen Referenzen ein gutes Argument: So promovierte er zum Beispiel an der Universität von Minnesota zum Doktor der Chemie. Und dann seine reichhaltige praktische Erfahrung: Als Ernährungswissenschaftler und Chemiker arbeitete er viele Jahre erfolgreich für DOLE Pineapple, ein weltweit tätiges, großes Unternehmen. Daneben erforschte er auf eigene Initiative das Vorkommen von speziellen Enzymen und anderen Nährstoffen sowie deren Wirkungsweisen. Außerdem wohnten beide in der selben Stadt.

So war keine Woche verstrichen, bis ich Dr. Ralph Heinicke vorgestellt wurde. Der ältere Herr untersuchte mich mit großer Genauigkeit, und mit Hilfe seiner umfangreichen Erfahrungen und seines scharfen Verstandes fand er im Laufe vieler Untersuchungen heraus, was ich den Menschen an Wertvollem zu bieten habe. Vielleicht war es nur Zufall, vielleicht aber auch eine glückliche Fügung, denn er hatte Jahre mit Forschungen verbracht, die thematisch eng mit dem, was ich als meine besonderen Qualitäten betrachte, verbunden sind.

Frage: **Welche besonderen positiven gesundheitlichen Eigenschaften konnte Dr. Heinicke in dir finden?**

Antwort: Er fand in meinen Früchten eine große Vielfalt von Vitalstoffen: Vitamine, Mineralstoffe, Spurenelemente, Aminosäuren, pflanzeneigene Alkaloide und Enzyme, die sowohl in ihrer Menge als auch in ihrem synergetischen Zusammenwirken einzigartig sind. So enthalten meine Früchte bis zu 800-mal mehr von bestimmten Enzymen als eine durchschnittliche handelsübliche Ananas, die bis zu meinem Auftritt noch als Spitzenreiter in Bezug auf den Enzymgehalt galt.

Dann ging es aber erst richtig los: Dr. Heinicke entdeckte in mir meinen, soweit bis heute bekannt, wirkungsaktivsten Stoff – das Proxeronin. Er hatte sich schon viele Jahre zuvor bei seinen Forschungen über die Inhaltsstoffe der Ananas mit dieser hochinteressanten Substanz beschäftigt. Es kostete ihn aber einige Mühe und erforderte einige glückliche Zufälle, bis herausgefunden wurde, was mein wertvolles Proxeronin genau tut. Proxeronin ist der Ausgangsstoff für die Produktion des für die normale Funktion des Stoffwechsels, soweit wir heute wissen, unentbehrlichen Enzyms *Xeronin* im Körper. Dieser lebenswichtige Stoff blieb bis zu den Forschungen Dr. Heinickes unerkannt, da er im Körper nicht gespeichert werden kann und sofort nach seiner Entstehung verarbeitet wird. Aufgrund dieser Tatsache ist sicher verständlich, wie schwer es ist, Xeronin nachzuweisen und in seinen Wirkungen zu verstehen.

Frage: **Was macht das Xeronin im Körper?**

Antwort: Es ist, wie schon gesagt, ein sehr wichtiger Stoff. Er bewirkt, stark vereinfacht, dass sich die mehr als drei Billionen Zellen im Körper immer wieder regenerieren können.

Der Mensch braucht Xeronin, damit seine Körperzellen gesund bleiben. Dazu möchte ich ein für Laien verständliches Beispiel geben, das zeigt, ohne allzu sehr in wissenschaftliche Details zu gehen, wie wichtig dieser Stoff sein kann:

Wenn wir ganz tief in den zellulären Mikrokosmos der schmerzenden Hand eines an Arthritis erkrankten Menschen hineinschauen könnten, wäre in etwa folgendes zu beobachten: Wichtige Vitalstoffe, wie etwa Vitamine oder Spurenelemente, können nicht mehr in die Zelle eindringen, um sie zu versorgen, ihre vielfältigen Funktionen zu ermöglichen und reibungslos ablaufen zu lassen. Ebenso ist erkennbar, dass eine Unmenge von prall gefüllten Müllbeuteln mit Stoffwechselschlacken, die hier nicht weiter verwendet werden können und die Umwelt vergiften, in der Zelle angehäuft sind. Sie können von der Müllabfuhr des Körpers nicht heraustransportiert werden. Wie im großen Rahmen in einer Stadt haben sich im und um den Müllberg eine Vielzahl von Lebewesen, die diese Art von Stoffen mögen, angesiedelt. Gifte und Müll bieten ihnen eine gute Existenzgrundlage, und so vermehren sie sich explosionsartig. Die ausgehungerte, erschöpfte Zelle wird immer mehr von ihnen attackiert und noch weiter in ihren Funktionen behindert. Sie hat in ihrem Zustand nicht mehr viele Mittel, sich zu wehren. Bald ist sie nicht mehr fähig zu funktionieren. Andere Zellen und Systeme, die von ihrer normalen Arbeit abhängig sind, bekommen ebenfalls Schwierigkeiten. Der gesamte synergetische Ablauf wird gestört. So beginnt in den einzelnen Zellen ein destruktiver Prozess, der mit der Zeit immer mehr um sich greift und, sofern er nicht eingedämmt wird, oft zu Befindlichkeits- oder Gesundheitsstörungen wie Arthritis führen kann.

Durch mein Proxeronin kann der Körper ausreichend Xeronin herstellen. Hätte diese kranke Zelle Xeronin gehabt, dann wäre es ihr in einem ausreichenden Maße möglich gewesen, einerseits wichtige Zellnährstoffe aufzunehmen und andererseits schädlichen „Zellmüll“ zu entsorgen. So wird das normale Fließgleichgewicht des zellulären Stoffwechsels hergestellt und erhalten. Da jede Krankheit – mit Ausnahme von Verletzungen und Vergiftungen von außen – letztlich aus der Zelle entsteht, wird so Gesundheit und Leistungsfähigkeit an den Fundamenten geschaffen und erhalten.

Bisher habe ich nur von Proxeronin in Bezug auf die Xeroninherstellung im Organismus gesprochen. Doch es werden auch noch weitere Co-Faktoren* bei der Herstellung dieses Stoffes benötigt. In aller Bescheidenheit möchte ich hierzu anmerken, dass ich bereits alle entsprechenden Substanzen in meinen Früchten in reichlichem Maße vorrätig halte. Ich stelle also, bildlich gesprochen, nicht nur das Material, sondern liefere auch noch gleich die Arbeiter und die Maschinen mit.

Für mich begann nach der wissenschaftlichen Entdeckung meiner besonderen Fähigkeiten ein neuer Lebensabschnitt. Dr. Heinicke schaffte mit seinen bei meiner Erforschung gewonnenen Erkenntnissen und den Grundlagen, die er in seiner langen wissenschaftlichen Karriere geschaffen hatte, im Grunde einen wesentlichen Teil eines neuen Verständnisses von Gesundheit und Krankheit. Viele diesbezügliche Erscheinungen, die nicht nachvollziehbar waren, werden jetzt erklärbar. Er hat der Menschheit mit seiner Arbeit das Wissen geschenkt, die geheimnisvollen Einzelheiten menschlicher Lebensmechanismen besser begreifen und in ihrem Leben berücksichtigen zu können.

Meinen „Wunder"-Titel, an den ich mich über die vielen Jahrhunderte meines Dienstes an den Menschen gewöhnt hatte, muss ich nun ablegen, da jetzt klar ist, dass ich nicht zaubere. Die eigentliche Zauberin ist Mutter Natur, die in meinen Früchten eine so einzigartige Kombination von Vitalstoffen zusammengefügt hat. Keine Brüder und Schwestern in der Pflanzenwelt sind bisher bekannt, die von ihr ähnlich gesegnet worden sind.

Frage: **Liebe Noni, gibt es etwas, das Du Dir von uns Menschen wünschst?**

Antwort: Früher war es den Menschen ganz egal, warum ich wirksam war. Es ging ihnen schlecht, und sie wussten aus Erfahrung, dass ich ihnen dabei helfe, sich besser zu fühlen, wenn sie

---

* Proxeronase und Serotonin.

meine Früchte essen. Doch entsprechend dem sich wandelnden Zeitgeist muss auch ich große Änderungen hinnehmen. Heute ist es beinahe egal, wie vielen Menschen ich schon geholfen habe. Es reicht nicht mehr zu wissen, dass ich helfe, man muss auch noch das *Wie* und *Warum* ganz genau verstehen, sonst misstrauen mir viele. Dabei habe ich doch eine jahrhundertelange ruhmreiche Vergangenheit. Na ja, „c'est la vie"! Immerhin gibt es ja Forscher wie Dr. Heinicke, die sich darum kümmern, dass ich buchstäblich weiterhin „in aller Munde bin", wenn meine Dienste gebraucht werden. Hoffentlich gibt es noch viele, viele aufgeschlossene Wissenschaftler, die sich meiner annehmen, damit bald bis in das letzte Detail für alle geklärt ist, was ich tun kann.

Das Leben ist eine Quarantäne für das Paradies.

(C. J. Weber)

Kapitel 3

Wobei Noni helfen kann

Im letzten Kapitel wurde schon deutlich, dass Noni bei der Normalisierung von sehr vielen Vorgängen im Bereich des Zellstoffwechsels auf fundamentaler Ebene hilft. Die Ernährung der Zellen mit Vitalstoffen aller Art wird besser und dementsprechend auch ihre Funktions- und Regenerationsfähigkeit. Dadurch ergibt sich eine erstaunliche Zahl von Anwendungsgebieten bei der Gesundheitspflege.

Noni kann oft Heilmittel in ihrer Wirkung steigern

Es werden grundsätzlich sogar Heilmittel aller Art in ihrer Wirkung unterstützt, denn auch deren Effektivität hängt meistens direkt oder indirekt von einem gut funktionierenden Zellstoffwechsel ab. Insofern ist Noni eine wirksame Methode, mit kleineren Dosierungen von Medikamenten die gewünschten gesundheitlichen Effekte zu erzielen. Aber natürlich sollten auf keinen Fall Laien eigenmächtig die Einnahmemenge von verordneten Arzneien reduzieren. Dies dürfen und sollten nur Mediziner tun! In der Hand des erfahrenen Arztes oder Heilpraktikers kann Noni jedoch bei einer eventuell nötigen, langfristigen Anwendung von Medikamenten unter Umständen helfen, Nebenwirkungen zu begrenzen, indem durch die synergetischen Effekte die Dosis reduziert werden kann. Ein weiteres, medizinisch interessantes Einsatzgebiet des polynesischen Fruchtsaftes besteht in der Minderung von Therapieblockaden. Dieses wichtige Thema besprechen wir noch etwas ausführlicher.

Therapieresistenz

In manchen Fällen reagiert der Organismus von alten oder chronisch kranken, lange mit chemisch hergestellten Arzneien behandelten Menschen leider nicht oder nicht mehr optimal auf die verordneten Medikamente. Sie sind therapieresistent geworden. Wenn Therapien nicht mehr anschlagen, lohnt sich ein Versuch mit Noni, um die Reaktionsfähigkeit wieder herzustellen. Noni könnte auf diese Weise möglicherweise vielen helfen.

Vielleicht hören sich unsere Ausführungen jetzt doch wie reichlich starker Tobak an. Diesen Gedanken können wir verstehen!

Tatsächlich haben wir selbst in der ersten Zeit unserer Bekanntschaft mit dem polynesischen Fruchtsaft eine Menge Vorbehalte gegen die uns damals noch recht überzogen erscheinenden Erfahrungsberichte, die wir bei unseren Recherchen entdeckten, gehabt. Im weiteren Verlauf unserer Forschungen und eigenen Erfahrungen als Anwender bauten sich unsere Zweifel jedoch zusehends ab. Was funktioniert, überzeugt! Wie wär's mit einer Flasche Nonisaft, oder auch zwei?

Und dann ...

Willkommen im Club!

Bedeutende gesundheitsfördernde Kräfte

Obwohl Noni sicherlich nicht in jedem Fall und zu jeder Zeit durchschlagende Erfolge hervorrufen kann, so kommt es doch einem Wundermittel nahe – soweit dies in der Realität möglich ist.

Generell kann Noni nach unserer Überzeugung wahrscheinlich bei *jeder* Erkrankung einige Aufgaben gut erledigen, um

Gesundheit herzustellen oder zu stabilisieren. Auf jeden Fall hilft das Proxeronin in Noni dem Körper, mit dem daraus hergestellten Xeronin praktisch alle Arten von Vitalstoffen in die Zellen hinein und die Abbauprodukte des intrazellulären Stoffwechsels aus ihnen wieder herauszubefördern: angefangen bei der Aufnahme im Verdauungstrakt über die Passage durch die Zellmembran in das Zellinnere bis hin zum Abtransport aus dem Zellinneren über Wege wie Urin, Stuhl und Schweiß. Eine gute Versorgung mit Vitalstoffen ist ausschlaggebend für die gesunde Funktion des Stoffwechsels.

Einen Vergleich: Für ein Auto ist Benzin in etwa das gleiche wie für den menschlichen Körper Fette, Eiweiße und Kohlenhydrate. Das Motoren- und Getriebeöl ist wiederum in gewisser Hinsicht vergleichbar mit den Vitalstoffen, also Vitaminen, Enzymen, Mineralstoffen, Spurenelementen und Aminosäuren.

Eine aufschlussreiche Studie über die Wirkungen von Noni

Der bekannte US-amerikanische Arzt und Wissenschaftspublizist Dr. med. Dr. phil. Neil Solomon* führt in seinem sehr informativen Büchlein: „Noni – die Tropische Frucht mit 101 medizinischen Anwendungen“ die folgende, sehr aufschlussreiche Untersuchung an, die auf der statistischen Analyse der

* New-York-Times-Bestsellerautor; ehemaliger Kolumnist des L. A. Times Syndicat; ehemaliger Gesundheitskommentator von CNN; Erster Sekretär für Gesundheit und Mentale Hygiene im Bundesstaat Maryland; John Hopkins geschulter Arzt; Vorsitzender des Health and Science Research Center (Non-Government Organization of the United Nation.

Aussagen von 50 Ärzten und Gesundheitsfachleuten basiert, die selbst Noni verwendet und/oder es mehr als 10.000 von ihren Patienten gegeben haben. Wir zitieren hier in etwas abgewandelter Form, aber sachlich übereinstimmend:

Viele Patienten hatten mehrere Befindlichkeitsstörungen und Gesundheitsprobleme, die in dieser kleinen Studie berücksichtigt worden sind. Daraus ergibt sich die viel höhere Gesamtzahl ...

948 Personen wendeten Noni zur Verminderung von allergischen Symptomen an.	84 % davon erfuhren eine subjektive und/oder objektive Verbesserung ihrer Befindlichkeit.
148 Personen wendeten Noni zur Bekämpfung von Alterserscheinungen und für eine Verbesserung ihres Aussehens an.	78 % davon erfuhren eine subjektive und/oder objektive Verbesserung ihres Befindens beziehungsweise ihres Aussehens.
719 Personen wendeten Noni zur Linderung von Arthritis an.	81 % davon erfuhren eine subjektive und/oder objektive Minderung ihrer Symptome.
2854 Personen wendeten Noni zur Verbesserung ihrer Atemfunktionenan.	77 % davon berichteten über einen subjektiven und/oder objektiven Erfolg.
889 Personen versuchten mit Noni Krebssymptome zu mindern.	65 % davon erfuhren eine subjektive und/oder objektive Verbesserung ihres Befindens.
807 Personen setzten Noni zur Verminderung der Symptome von Depressionen ein.	77 % davon meldeten entsprechende subjektive und/oder objektive Erfolge.
2773 Personen probierten Noni bei Diabetes vom Typ 1 oder 2.	84 % davon berichteten über subjektive und/oder objektive Minderung der Symptomatik.
1593 Personen wendeten Noni zur Verbesserung ihrer Verdauung an.	89 % davon meldeten einen subjektiven und/oder objektiven Erfolg.

8327 Personen nahmen Noni, um mehr Energie zu haben.	92 % davon gaben eine subjektive und/oder objektive Verbesserung ihrer diesbezüglichen Situation an.
373 Personen setzten Noni in Bezug auf verwirrtes Denken ein, um gedanklich klarer zu werden.	88 % davon berichteten über einen subjektiven und/oder objektiven Erfolg.
1123 Personen versuchten, mit Noni Symptome ihrer Herzerkrankungen zu mindern.	80 % davon erfuhren einen subjektiven und/oder objektiven Erfolg.
938 Personen wendeten Noni in Bezug auf ihren Bluthoch druck an.	85 % davon meldeten eine subjektive und/oder objektive Linderung ihrer Symptomatik.
2327 Personen nahmen Noni wegen Erkrankungen der Nieren.	67 % davon erfuhren eine subjektive und/oder objektive Verbesserung ihrer Beschwerden.
2983 Personen setzen Noni für eine geschärftere Denkfähigkeit ein.	72 % davon berichteten von einem subjektiven und/oder objektiven diesbezüglichen positiven Effekt.
816 Personen probierten Noni aus, um ihr Muskelwachstum anzuregen.	71 % davon machten Aussagen über eine subjektive und/oder objektive Verbesserung.
2841 Personen wendeten Noni an, um Übergewicht zu reduzieren.	75 % davon meldeten einen subjektiven und/oder objektiven Erfolg.
4231 Personen nahmen Noni wegen verschiedener Schmerzzustände, inklusive Kopfschmerzen.	88 % davon erfuhren eine subjektive und/oder objektive Verminderung ihrer Symptomatik.
1608 Personen versuchten Noni in Bezug auf erhöhte sexuelle Empfindsamkeit.	87 % davon berichteten von subjektiven und/oder objektiven positiven Effekten.
1231 Personen setzten Noni zur Verbesserung ihres Schlafes ein.	73 % davon gaben an, ihre Probleme seien subjektiv und/oder objektiv gemindert worden.

452 Personen verwendeten Noni, um mit dem Rauchen aufzuhören.	58 % davon berichteten von subjektiven und/oder objektiven Erfolgen.
4113 Personen nahmen Noni zur besseren Bewältigung von Stresssituationen ein.	72 % davon verspürten subjektive und/oder objektive positive Wirkungen diesbezüglich.
1019 Personen wendeten Noni nach Schlaganfällen zur Minderung der Symptomatik an.	57 % davon erfuhren eine subjektive und/oder objektive Linderung ihrer Leiden.
4561 Personen setzten Noni zur Verbesserung ihres Wohlbefindens ein.	80 % davon meldeten entsprechende subjektive und/oder objektive Auswirkungen auf ihre Befindlichkeit.

So weit zu Dr. Solomons Untersuchung. Natürlich sind wir uns darüber im Klaren, dass die Angaben recht allgemein sind. Jedoch ist unseres Erachtens eine tendenzielle Aussage durchaus ganz klar daraus abzuleiten: Noni verbessert in mehr oder minder großem Umfang bei all den angegebenen Gesundheitsstörungen die subjektive und/oder objektive Befindlichkeit bei der überwiegenden Mehrzahl der befragten Personen, die an einer von Ärzten durchgeführten informellen Studie teilnahmen.

Und dies ohne wesentliche Nebenwirkungen! Die Mehrzahl der Personen, die keine Verbesserungen ihres Zustandes beobachten konnten, hat eine wesentlich geringere als von ihren Behandlern empfohlene Menge von Noni eingenommen und/oder Noni nicht ausreichend lange angewandt. Laut Dr. Solomon ist das die wahrscheinliche Ursache für kein besseres Ergebnis.

Interessant und wichtig für Sie: Es gab von nur 5 % der Teilnehmer der Studie Berichte über geringfügige Nebenwirkungen, die unseres Erachtens zum Teil auch durch stärkere Entgiftungsreaktionen, wie sie in der Naturheilkunde auch bei anderen ganzheitlich wirkenden Mitteln bekannt sind, erklärbar sein könnten:

Es wurde leichtes Aufstoßen, flüssigerer Stuhl, allergische Reaktionen oder leichter Ausschlag beobachtet. Eine Reduzierung der Einnahmemenge brachte das Aufstoßen zum Verschwinden, Die allergischen Hautreaktionen und der Durchfall verschwanden innerhalb von drei Tagen nach dem Absetzen der täglichen Nonigaben.

Unser Fazit: Noni scheint in der Anwendung sehr sicher zu sein. Die in dieser Studie beobachteten Nebenwirkungen waren harmlos und verschwanden schnell bei Reduzierung der Dosis oder Absetzen des Fruchtsaftes.

Ach ja, auch Schwangere und stillende Mütter können den wohltuenden Fruchtsaft ruhig zur Steigerung ihres Wohlbefindens einsetzen. Nach den uns vorliegenden Informationen spricht nichts dagegen. Und gerade in diesen doch für viele Frauen recht anstrengenden Zeiten kann Noni eine große Hilfe sein, physisch und psychisch belastbar zu sein und sich wohl zu fühlen. Kinder können durch Noni die Schulzeit, die Kinderkrankheiten und die zu bestimmten Zeiten grassierenden Erkältungswellen besser überstehen. Wer lernen muss, wird Noni bald wegen der Wirkungen auf den Verstand, das klarere Denken, die gesteigerte Auffassungsgabe und Konzentration zu schätzen wissen.

Zusammenfassung der wesentlichen Wirkungsbereiche von Noni

Es lassen sich einige Punkte angeben, die die Effekte von Noni in der praktischen Anwendung generell beschreiben.

So ist es wirksam gegen viele ***Bakterien*** (bakterielle Infektionen) und schädliche ***Pilze*** (Mykosen). Noni kann die Herstellung von ***T-Zellen****, wichtigen Bestandteilen unseres Immunsystems, ankurbeln, und auch ***Makrophagen***** und andere ***Lymphozyten*** werden bei ihren natürlichen Funktionen im Rahmen des körpereigenen Abwehrsystems angeregt. Bei Entzündungen wirkt es hemmend und antihistaminisch***. ***Schmerzen*** aller Art werden reduziert, wobei Noni selbst jedoch unseres Wissens keine schmerzhemmenden Stoffe enthält. Es hilft dem Organismus, die eigenen Möglichkeiten der Schmerzreduktion effektiver zu gebrauchen. Auf ***Bluthochdruck*** hat es einen normalisierenden Effekt. Seine Wirkung ist jedoch nicht generell blutdrucksenkend! Die ***Kondition*** und ***Leistungsfähigkeit*** des Körpers wird gesteigert. Noni putscht aber nicht auf wie Koffein, und es ist *kein* Dopingmittel! Der Körper kann einfach seine Kräfte besser einsetzen. Bei ***Präkanzerose***, der Vorstufe von Krebserkrankungen, kann der pazifische Fruchtsaft einen normalisierenden Einfluss auf das Stoffwechselgeschehen haben. Auch eine gegen ***Krebsgeschwüre*** gerichtete Wirkung ist beobachtet worden. Noni ist aber nicht mit einer Chemotherapie vergleichbar. Es regt entartete Zellen (Krebszellen) an, sich wieder normal zu verhalten. Direkt und indirekt stimuliert es ein *normales Schlafverhalten*, eine *normale Körpertemperatur* – es wirkt aber nicht generell unterdrückend bei Fieber! – und hellt die Stimmung auf. Noni ist aber keine im direkten Sinne psychoaktive Droge! Es wirkt indirekt und ermöglicht dem Organismus, Stoffe selbst zu produzieren und auf diese sensibel zu reagieren, die ein Wohlgefühl und eine stabilere nervliche Verfassung hervorzubringen vermögen.

---

* Kurzbezeichnung für T-Lymphozyten, die Träger der von Zelle zu Zelle vermittelten Immunität.

** Dies sind amöboide, von sich aus bewegungsfähige Freßzellen, eine Art Müllschlucker des Körpers, die Bakterien und andere Mikroorganismen, Fremdkörper, Trümmer von zerstörten Zellen und verschiedene schädliche Moleküle beseitigen. Makrophagen sind sehr wichtige Bestandteile des körpereigenen Abwehrsystems.

*** Dies bedeutet, dass von Noni die Entzündungssymptome, Rötung, Schwellung, Hitze, Schmerz vermindert werden.

Noni arbeitet generell als *Synergetikum* mit anderen Nahrungsergänzungen und Arzneien zusammen. Es sollte jedoch mit einem zeitlichen Abstand von mindestens 30 Minuten zu chemischen Arzneien, Koffein, Alkohol und Nikotin eingenommen werden! Vieles spricht dafür, dass Noni auch als kraftvolles *Antioxidantium*, das als Fänger von Freien Radikalen wirkt, die mit zu Immunschwächen, vorzeitiger Alterung und chronischen Krankheiten beitragen können. Bei vielen ***Süchten*** kann der pazifische Fruchtsaft zur schnellen, effektiven und sanften Entziehung eingesetzt werden. ***Wundheilung*** und generell die *Heilung von Verletzungen* kann durch äußerliche und innerliche Anwendung in hohem Maße angeregt werden. Es *reduziert das Schlaf- und Erholungsbedürfnis* bei vielen Menschen durch eine Effektivitätssteigerung des Stoffwechsels, ohne aufzuputschen, und *verkürzt Regenerationsphasen*. Die ***Lust zum Schaffen*** wird oft gesteigert. Der ***Geist wird klarer*** und die ***Konzentration*** besser.*

All diese wunderbaren Eigenschaften hat Noni übrigens nicht nur für Menschen zu bieten. Es wirkt gleichermaßen auf Tiere. Eine uns bekannte, naturheilkundlich arbeitende Tierärztin setzt Noni bereits seit einigen Monaten mit großen Erfolgen im Rahmen der von ihr verordneten Therapien ein.

Ja, ja, der Nonibaum hat schon tolle Früchtchen!

---

* Wir nutzen Noni zum Beispiel gern, wenn wir nachts noch viel an neuen Büchern zu schreiben haben oder um Kreativitätsblockaden zu überwinden.

Die praktischen Anwendungen von Noni – ein Überblick

Um Ihnen einen detaillierten Überblick über praktische Anwendungen von Noni zu geben, haben wir nachstehend eine Liste zusammengestellt. Bitte bedenken Sie dabei, dass eine alleinige Behandlung mit Noni außerhalb der alltäglichen Haus- und Familienheilkunde ohne Konsultation eines Mediziners nicht sinnvoll ist. Daher empfehlen wir Ihnen dringend, bei allen Erkrankungen, die auch nur ernsthaften Charakter haben könnten, unbedingt einen Mediziner aufzusuchen!

Abszesse
(innerlich und äußerlich durch Betupfen anwenden)
AIDS *(sehr hohe Dosierungen verwenden)*
Alkoholabhängigkeit
Allergien
Altersflecken *(innerlich und äußerlich durch Betupfen anwenden)*
Antibiotika, Nebenwirkungen
Arteriosklerose
Arthritis, akute
Arthritis, degenerative
Asthma
Augenprobleme aller Art
Autoimmunerkrankungen

Bakterieninfektionen
(zum Beispiel: Stapylococcus, E. Coli, Shegella Ruhrbakterien)
Blutergüsse
Blutgefäßerkrankungen
Bluthochdruck
Brustkrebs

CES *(chronisches Erschöpfungssyndrom)*
Chemikalienüberempfindlichkeit
Colitis ulcerosa

Darmgeschwüre
Darmreinigung
Depression
Depressive Verstimmungen Diabetes
Doppelsichtigkeit Drogenabhängigkeit *(siehe auch: Suchtentwöhnung)*
Durchfall

Ekzeme *(innerlich und äußerlich durch Betupfen anwenden)*
Empfängnisprobleme
Entgiftung
Entschlackung
Epstein-Barr
Erkältungskrankheiten

Fibromyalgie
Fieber
Fieberhafte Erkrankungen
Fußpilz *(innerlich und äußerlich* durch Betupfen anwenden)

Gehirn *(Funktionen und Erkrankungen)*
Gelenkprobleme
Geschwüre *(innerlich und äußerlich durch Betupfen anwenden)*
Gicht
Grauer Star *(Trübung der Augenlinsen)*
Grippale Infekte
Grippe

Haarausfall *(äußerlich durch Betupfen und sanftes Einmassieren der Kopfhaut und innerlich anwenden)*
Hautprobleme *(innerlich und äußerlich durch Betupfen anwenden)*
Hefepilzerkrankungen
Herzleiden
Herzstolpern
Husten
Hyperkeratose

Infektionserkrankungen

Karpaltunnel-Syndrom
Knieschmerzen
Knochenbrüche
Koma *(nur durch Mediziner geben lassen; auch über die Mundschleimhäute werden die Wirkstoffe von Noni aufgenommen)*
Kopfschmerzen
Krampfadern
Krämpfe
Krebs, allgemein

Krupp

Lebensenergiesteigerung
Leberkrebs
Leistenbruch
Leistungsschwäche *(körperlich und auch geistig)*
Lungenerkrankungen
Lupus

Magengeschwüre
Malaria
Menstruationskrämpfe
Migräne
Müdigkeitserkrankung, chronische
Multiple Sklerose
Mundschleimhautentzündungen
Muskelschmerzen
Muttermale
Mykosen

Nervensystem, Funktionsstörungen, Schäden und Erkrankungen
Nierenkrebs

Osteoarthritis

Pilzerkrankungen
PMS (Prämenstruelles Syndrom)
Prostatakrebs
Psoriasis

Raucherentwöhnung *(bei Kettenrauchern sehr hohe Dosierungen bei häufiger Wiederholung anwenden)*
Rheumatoide Arthritis
Rückenmarkserkrankungen

Säure-Basen-Gleichgewicht in den Zellen
Schlafprobleme *(Einschlaf- und Durchschlafschwierigkeiten; auch Schlaflosigkeit, besonders am Abend einnehmen)*
Schlaganfall *(sowohl zur Vorbeugung als auch zur Rehabilitation)*
Schmerzen aller Art
Schmerzzustände, chronisch
Schwangerschaftsprobleme
Senilität
Sexualität, Steigerung des Verlangens *(längere Zeit regelmäßig anwenden. Nur einmal, kurz „vorher" bringt im Allgemeinen nicht viel)*
Sonnenbrand *(innerlich und äußerlich durch Betupfen anwenden)*
Stimmungsaufhellung
Stirnhöhlenerkrankungen
Süchte
Suchtentwöhnung *(sehr hohe Dosierungen und häufige Gaben, bei schweren Fällen auch nachts – Wecker stellen, aufwachen, Noni nehmen, Einschlafen – verwenden)*
Suchtmittelentzug *(siehe Suchtentwöhnung)*

T-Zellen, Steigerung der Anzahl
Trockene Haut
Tuberkulose
Tumore

Übergewicht

Verbesserung des Muskelaufbaus *(Besonders gut wirkt Noni etwa ein bis zwei Stunden vor dem Training, um die Trainingsintensität zu steigern. Ansonsten aber auch einfach nur regelmäßig nehmen, um den Organismus nachhaltig und tiefgreifend zu kräftigen.)*
Verdauungsförderung
Verdauungsschwäche
Verletzungen aller Art
Verrenkungen

Verstauchungen
Verstopfung

Windelausschlag *(innerlich und äußerlich durch Betupfen anwenden)*
Würmer *(Darmparasiten), (große Dosierungen, mehrmals täglich)*

Zahnfleischentzündung *(innerlich und äußerlich durch Betupfen anwenden; immer wieder einige Tropfen Noni tagsüber in den Mund nehmen und dort verteilen)*
Zahnschmerzen *(innerlich und äußerlich durch Betupfen anwenden; immer wieder einige Tropfen Noni tagsüber in den Mund nehmen und dort verteilen)*
Zuckungen
Zwölffingerdarmgeschwüre
Zysten

Um einer Wahrheit Dasein wird selten gestritten; gekämpft wird nur um die Grenzen einer Wahrheit.

(Ludwig Börne)

Kapitel 4

Wie Noni wirkt

Die vorigen Kapitel haben wir Ihnen nun schon einiges an Aufschluss über Noni gegeben. Aber bisher ist noch nicht im Detail erklärt worden, wie Noni wirkt. Dies wollen wir nun nachholen.

Die hier wiedergegebenen Informationen haben unseres Wissens den letzten Stand der Forschung. Es gibt jedoch noch vieles in Bezug auf die Wirkungsmechanismen und Inhaltsstoffe der wunderbaren Pflanze Morinda citrifolia zu klären. Insofern sehen Sie es uns hoffentlich nach, wenn wir bei einigen Themen mit den Schultern zucken müssen und auf – hoffentlich bald – vollendete Forschungen verweisen, die wohl genaueren Aufschluss geben werden.

Doch auch das, was schon bekannt ist, ist sehr umfangreich und aussagekräftig. Leider müssen wir nun ein wenig wissenschaftlich werden, aber nach den Vorinformationen in den letzten Kapiteln werden Sie mit etwas Geduld den Erklärungen der biochemischen Einzelheiten folgen können, die die gesundheitlich relevanten Kräfte der Nonifrucht ausmachen.

Die Haupt-Wirkstoffe der Nonifrucht

Schauen wir uns jetzt gemeinsam die wichtigsten Inhaltsstoffe und ihre Funktionen im Stoffwechsel an. So weit bis heute* bekannt ist, kann *Proxeronin* als zentraler Wirkungsträger des

---

* Stand April 2000

Nonisaftes bezeichnet werden. Wer Noni trinkt, nimmt diesen bis zu 80-mal mehr in der Nonifrucht als in der Ananas vorkommenden Stoff in größeren Mengen zu sich. Proxeronin besteht aus großen Molekülen mit einem sehr hohen Molekulargewicht; sie sind etwa tausendmal schwerer als Wassermoleküle (H_2O). Damit Proxeronin in den Dickdarm gelangen kann, wo es in das Innere des Körpers* aufgenommen wird, muss es zuerst eine gefährliche Hürde passieren – den Magen.

Riskant ist diese Zwischenstation deshalb, weil dort, sobald eine Verdauungstätigkeit einsetzt, verschiedene Stoffe** ausgeschüttet werden, die die über den Mund aufgenommene Nahrung in ihre Einzelteile zerlegen. Wenn Proxeronin aber auf diese Weise in seine Bestandteile zerlegt wird, ist es als Vorstufe von Xeronin für den Stoffwechsel völlig unbrauchbar geworden. Deshalb unsere dringende Empfehlung: ***Wenn Sie Noni nehmen, sollte Ihr Magen leer sein.*** Das bedeutet: Die letzte Mahlzeit sollte mindesten 2 bis 3 Stunden zurückliegen. Die nächste Mahlzeit sollte erst etwa 30 Minuten nach dem Genuss von Noni erfolgen. So lange ungefähr braucht der Fruchtsaft, um den Magen zu passieren und in den für ihn sicheren Darmtrakt zu gelangen. Aus den gleichen Gründen sollte auch keine Milch mit Noni zusammen getrunken werden und Fruchtsäfte nur stark verdünnt, damit die Verdauung nicht einsetzt.

---

* Um Missverständnissen zuvor zu kommen: Genau genommen gehört der Verdauungstrakt, der im Mund beginnt, sich über die Speiseröhre, den Magen, Dünndarm und Dickdarm fortsetzt, um schließlich im Anus zu enden, nicht zum Inneren des Körpers. Dieser Bereich ist eher eine Art Einstülpung des Körperäußeren. Erst jenseits der Darmwandung beginnt das Innere des Körpers, dort findet der Stoffwechsel statt.

** Dazu gehören unter anderem *Salzsäure* und *Pepsinogen*. Aus letzterem wird dann das *Pepsin* im Magen gebildet, das die *Hydrolyse*, die Aufspaltung der Nahrungsmoleküle unter Wasseraufnahme, bewirkt.

Durch den Dünndarm gelangt der Nonisaft mit dem wertvollen Proxeronin sodann in den Dickdarm. Hier wird das Proxeronin ebenso wie einige andere wichtige Wirkungsträger, auf die wir später noch ausführlicher eingehen werden, durch die Darmwandung in den Blutkreislauf überführt und zur Leber, dem großen „Chemielabor" des Körpers transportiert. Dieses Organ speichert das Proxeronin und schüttet es auf Anweisung des Gehirns ungefähr alle zwei Stunden in einer größeren Menge in den Blutkreislauf aus, damit überall dort im Körper, wo es nötig ist, Xeronin hergestellt werden kann. Bis auf Proxeronin sind in den Organen im Normalfall alle anderen zur Xeroninsynthese nötigen Stoffe reichlich vorhanden.

Zu dem recht komplizierten Vorgang der Xeroninherstellung wird das Enzym *Proxeronase* – ein Stoff, der zur Gruppe der *Lysozyme* gehört – benötigt. Glücklicherweise ist im Organismus des Menschen ein ständiger, reichlicher Vorrat von dieser Substanz vorhanden. Das Proxeroninmolekül hat eine gewisse Ähnlichkeit mit einer Art Kette mit jeweils einer Verdickung an jedem Ende. Bei der Herstellung von Xeronin fügt nun Proxeronase die beiden Endstücke eines Proxeroninmoleküls zusammen und trennt die Kette davon ab. Zu den beiden miteinander verbundenen Endstücken kommt im letzten Schritt *Serotonin** dazu und stellt das neue, verhältnismäßig kleine Xeroninmolekül fertig.

* Serotonin ist eine sogenannte *Mediatorsubstanz*, das heißt, es verändert die Funktionsabläufe in anderen Zellen oder ganzen Geweben, nachdem es in einer Zelle produziert und ausgeschüttet wurde. Es wirkt also ähnlich einem Hormon. Weiterhin ist es auch ein so genannter *Neurotransmitter*. Ein Neurotransmitter sorgt für die chemische Weiterleitung von Nervenimpulsen in verschiedene Gewebe. Von den Neurotransmittern ist es im Wesentlichen abhängig, ob das Nervensystem den Körper mit seinen Botschaften erreicht.

Xeronin wird dringend gebraucht

Xeronin wird immer dann gebildet, wenn Eiweiße (Proteine) sinnvoll in den Stoffwechsel eingebunden werden sollen, da viele Proteine ihre wichtige Arbeit im Stoffwechsel nur mit der Hilfe von Xeronin erledigen können. Proteine setzen sich aus kettenartigen Strukturen von insgesamt 20 Aminosäuren zusammen. Je nachdem, wie die Abfolge der einzelnen Aminosäuren in den langen Ketten eines Proteins angeordnet ist, ergibt sich eine andere Art des Eiweißstoffes, eine andere Funktionsweise im Stoffwechselgeschehen.

Proteine haben eine Unmenge unterschiedlichster Aufgaben:*

- Sie geben dem Körper beispielsweise Struktur und den Geweben wie Knochen, Haaren und Haut Stabilität. Und dies nicht nur im Großen! Bis zur kleinsten Zelle hinunter erfüllen die Eiweißstoffe diese Funktionen.
- Eine größere Gruppe von Hormonen (Proteohormone, Beispiel: Insulin und Parathormon) sind Proteine. Hormone übermitteln bereits in winzigsten Mengen Steuerbefehle an Organe und stimmen so die einzelnen Systeme des Körpers aufeinander in ihren Funktionen ab.
- Weiterhin sind Proteine eine Art Güterzüge oder Lastkraftwagen im Stoffwechsel. Sie schaffen die vielen Substanzen von einem Ort zum anderen. Dies gilt sowohl für das Innere der Zellen als auch die Gewebe. Darüber hinaus bringen Proteine Nähr- und Vitalstoffe durch die Zellwandungen in das Innere der Zellen – und ebenso Abfallprodukte nach außen.
- Wichtige Antikörper des Immunsystems, die Soldaten, die ständig dafür sorgen, dass Viren, Bakterien, Pilze und andere Keime den Organismus nicht krank machen und gezielt vernichtet werden, sind Proteine.

---

* Vergleichen Sie dazu bitte auch den Anhang 2 – Wissenswertes über Proteine.

• Enzyme, die im Körper eingesetzt werden, um einzelne Substanzen herzustellen oder in ihre Einzelteile zu zerlegen, sind ebenfalls Eiweiße. Eine große Anzahl der in diesem Überblick beschriebenen Stoffe ist nicht funktionsfähig ohne die Gegenwart und Unterstützung von Xeronin. Insofern ist Xeronin überlebensnotwendig.

Sobald sich Xeronin mit einem Eiweißstoff chemisch vereinigt, bekommt das jeweilige Protein durch Energie, die mittels Xeronin aus Wasser gewonnen wird, die Kraft, sich chemisch oder elektrisch zu betätigen.

Xeronin tritt also in Interaktion mit Wasser. Und hier liegt ein weiterer spannender Arbeitsbereich dieses vielseitigen Stoffes. Das Alkaloid hat nämlich die Eigenschaft, die Wasserstoffbindungen, die die verschiedenen Molekülgruppen (Cluster) des Wassers zusammenhalten, gezielt aufzuspalten. Stark vereinfacht lässt sich das mit dem Bild eines sich öffnenden Reißverschlusses veranschaulichen. Durch das systematische und sehr schnelle Öffnen der Wasserstoffbindungen zwischen den Gruppierungen der Wassermoleküle können sich Proteine sehr kraftvoll bewegen und auf verschiedene Art Energie gewinnen, um sie chemisch oder elektrisch einzusetzen.*

Xeronin, das nicht gebraucht wird, scheidet der menschliche Körper schnell aus. Eine Überdosierung kann sich deswegen nicht ergeben.

---

* Die wissenschaftlich ausgebildeten Leser mögen uns verzeihen, dass wir auf die Details der Wirkungen des Xeronins auf das Wasser nicht eingehen. Es würde ein halbes Buch über die Chemie und Physik des Wassers brauchen, die nötigen Voraussetzungen für nicht mit dem Thema vertraute Leser zu schaffen. Deswegen beschränken wir uns hier auf das direkt zum Verständnis der Wirkungen von Noni Nötige.

Viele Alkaloide sind ein Abfallprodukt des Xeroninstoffwechsels

Xeronin kommt übrigens, soweit uns bekannt ist, bei allen Tieren und Pflanzen vor. Im Unterschied zu den meisten Tieren – und Menschen –, die Xeronin nach Gebrauch umgehend ausscheiden, speichern Pflanzen das Xeronin zusammen mit anderen Stoffwechselresten wegen des für sie wertvollen Stickstoffes. Die chemische Zusammenführung des Xeronins mit anderen Stoffwechselprodukten, die nicht mehr benötigt werden, ist nötig, um das Xeronin in einen inaktiven Zustand zu bringen, damit es keine Fehlfunktionen gibt. Die Substanzen, die auf diese Weise entstehen, sind die allseits bekannten *Alkaloide.* Bekannte „Handelsnamen“ dafür sind unter anderem Koffein, Morphin und Nikotin ...

Echte Alkaloide sind fast ausschließlich aus den Aminosäuren Ornithin, Lysin, Phenylalanin, Tyrosin, Tryptophan und der Anthranilsäure aufgebaut. Als Produkte des Aminosäurenstoffwechsels kommen sie überwiegend in Samen, Rinden und unterirdischen Teilen der Pflanzen vor.

Bereits sehr früh in der Geschichte wurden die Alkaloide entdeckt – als erstes das Morphin 1805 (F. W. Sertürner); das erste synthetische Alkaloid (Koniin) wurde 1886 von A. Ladenburg hergestellt. Die Alkaloide finden in der Medizin vielseitige Verwendung, sind aber auch Wirkungsträger in vielen rauscherzeugenden Mitteln (Morphium, Heroin, Tabak, Kaffee, Kokain).

Xeronin – ein Helfer bei der Suchtentwöhnung?

In Pflanzen sind die eingelagerten Alkaloide biochemisch weitgehend inaktiv: die Aufgabe dieser Moleküle ist ja auch die

Speicherung von Xeronin und die Gewährleistung, dass dieser Stoff nun nicht mehr am Stoffwechsel teilnimmt. Ganz anders ist dies jedoch bei Mensch und Tier, worauf ja auch die vielfältigen pharmakologischen Wirkungen dieser Substanzgruppe beruhen. Im menschlichen Organismus wird zum Beispiel das Nikotin, das über den inhalierten Tabakrauch in den Stoffwechsel gelangt, aufgrund seiner Ähnlichkeit mit Xeronin mit diesem verwechselt und wie dieses verwendet. Nikotin aktiviert wie andere Alkaloide die Proteine – es ist in seiner Struktur ja dem Xeronin ähnlich. Aber der Wirkungsgrad ist erheblich geringer, weswegen der Körper schnell wieder in einen Engpass in Bezug auf Xeronin – wie er glaubt – kommt, und es gibt durch die anderen Stoffe, aus denen das Alkaloid neben dem Xeronin besteht, auch diverse biochemische Fehlsteuerungen. Die Funktionen des Körpers, die auf der Arbeit der Proteine aufgebaut sind, geraten aus ihrem natürlichen Gleichgewicht. Bei wiederholter, umfangreicher Zufuhr von Alkaloiden werden sich die Rezeptormoleküle, die eigentlich für die Zusammenarbeit mit Xeronin ausgelegt sind, immer genauer an die „Magerkost" der Ersatzstoffe anpassen. Dies hat zur Folge, dass der Körper einen durch die geringe Arbeitstauglichkeit der Alkaloide immer stärkeren Bedarf anmeldet, beziehungsweise sich mit Stresssymptomen und anderen Missstimmungen meldet, wenn er nicht schnell wieder mit den Alkaloiden versorgt wird. So ist die Sucht entstanden.

Viele Erfahrungsberichte sprechen dafür, dass sich dieser krankhafte Prozess durchaus umkehren lässt: Wird der Körper einige Zeit mit einer größeren Mengen an „echtem" Xeronin geflutet, können die lebensnotwendigen biochemischen Prozesse wieder richtig ablaufen, die Xeroninrezeptoren richten sich wieder korrekt aus. Dadurch vergeht die Sucht, und Entzugssymptome, die ja im Grunde nur Hilfeschreie des nach Xeronin verlangenden Organismus sind, treten nicht auf. Raucherentwöhnung wird für viele mit Noni plötzlich zum Kinderspiel. Überlegen Sie sich doch mal einen Moment, wie viel Leid durch diese bahnbrechenden Erkenntnisse Dr. Heinickes verhindert oder gelindert werden könnte. Und das alles mit etwas Fruchtsaft aus dem Pazifik ...

Sehr vielen pharmakologischen Funktionen der Alkaloide, die in der Medizin gebraucht werden, liegen die Funktionen des Xeronin zu Grunde. Nur das Xeronin kann entsprechende Aufgaben auf natürliche, unschädliche Weise erfüllen. Xeronin macht nicht süchtig. Es hilft, Süchte abzubauen und die Körperfunktionen auf gesunde Weise zu normalisieren. Von zentraler Wichtigkeit bei dem Entzug mit Hilfe von Xeronin ist es, dem Körper möglichst viel davon zu geben, damit die Neigung zu Entzugssymptomen so weit wie möglich reduziert wird. Dies bedeutet: Mindestens drei große Portionen Nonisaft auf nüchternen Magen und zwischendurch immer wieder einige Tropfen davon auf die Zunge, da kleine Mengen von Proxeronin auch über die Mundschleimhäute aufgenommen werden. Der schnelle Aufbau von Sucht funktioniert ähnlich – nur eben mit den Alkaloiden, die die Funktionen von Xeronin imitieren. Der mit Nikotin oder ähnlichem in großen Mengen überschwemmte Körper orientiert sich am größten Angebot und baut seine Rezeptoren entsprechend um. Es geht also prinzipiell nur um die möglichst schnelle Reorientierung dieser Mechanismen und die ausreichende Bereitstellung von Xeronin zur Normalisierung der biochemischen Funktionen der Proteine.

Verjüngung durch Xeronin?

Weiter oben haben wir erwähnt, dass Proxeronin in der Leber zwischengespeichert wird. Es gibt aber noch einen weiteren bedeutenden Speicher für diesen wichtigen Stoff: die Haut. Dort wird ständig sehr viel Xeronin gebraucht, weswegen das dafür benötigte Proxeronin gleich an Ort und Stelle eingelagert wird. Die beschleunigte Hautalterung und Faltenbildung bei Rauchern sowie viele andere Haut- und Haarprobleme, wie beispielsweise Haarausfall, lassen sich auf (Pro-)Xeroninmangel zurückführen. Noni kann also auch – innerlich und äußerlich (in Form von Salben, Shampoos und Masken zum Beispiel) – als hochwirksames Kosmetikum eingesetzt werden. Bei Haarausfall empfiehlt sich zum Beispiel, neben der regelmäßigen Einnahme die Kopfhaut großflächig ein- bis zweimal am Tag mit Nonisaft dünn zu betupfen und anschließend einen Moment sanft zu massieren.

Xeronin steigert die Leistungsfähigkeit

Bei Menschen, die viel leisten müssen, kann ein großes Glas Noni einen stärkeren, gesünderen und nachhaltigeren Effekt haben als Kaffee oder Tee. Denn Koffein ist, wie Sie ja jetzt wissen, nur eine Art „Ersatzxeronin". Alles, was Koffein kann, kann Xeronin wesentlich besser – ohne die schädlichen Nebenwirkungen!

Wer viel leisten will, sei es körperlich oder geistig, wer mit Stresssituationen zentriert, kraftvoll und entspannt umgehen will, braucht Xeronin. Probieren Sie es aus, Sie werden sicherlich ähnlich gute Erfahrungen machen, wie wir.

Sportler können von den oben geschilderten Effekten des Xeronins profitieren, indem ihre Trainingsleistungen auf natürliche Weise gesteigert werden und sich die Trainingseffekte verbessern. Ein Dopingmittel ist Xeronin jedoch nicht. Es ist ja ein Stoff, den der Körper selber bildet und zum gesunden Funktionieren braucht – anders als beispielsweise Koffein.

Im geistigen Bereich stellt sich durch den regelmäßigen Genuss von Noni eine größere geistige Klarheit sowie bessere Konzentration und Lernfähigkeit ein. Noni hätte damit die besten Chancen, zum nächsten Kultgetränk von Managern, Börsenmaklern und Computerprofis zu werden. Herz und Kreislauf, Magen und Nervensystem würden es dankbar annehmen ...

Mit Xeronin den Schmerz besiegen

In der Medizin lässt sich das Alkaloid Xeronin auch als Schmerzmittel einsetzen. Es wirkt indirekt, indem es den Körper bei der Herstellung und Verwertung der Wohlfühlstoffe (Endorphinsynthese) unterstützt und die Nervenrezeptoren für die Endorphine sensibilisiert. Vielleicht fragen Sie sich, was denn eigentlich diese Endorphine sind. Endorphine, eine Kurzfassung der Bezeichnung „endogene Morphine", auch endogene Opiatanaloga genannt, sind aus Aminosäuren aufgebaute Stoffe, die wahrscheinlich im Nervensystem und der Hypophyse hergestellt werden. Sie haben starke schmerzhemmende Qualitäten. Sie tragen weiterhin zu einem gehobenem Lebensgefühl bei, helfen also gegen Unsicherheit, Ängste und depressive Stimmungen.

In einem Versuch wurde festgestellt, dass mittels Nonisaft immerhin über 70 % der schmerzstillenden Wirkung von Morphiumsulfat, einem starken Schmerzmittel (narkotisches Analgetikum) erzielt werden kann. Wichtig: Im Gegensatz zu Morphium macht Noni nicht süchtig und schädigt auch sonst den Organismus in keiner Weise! Natürlich muss Noni hoch dosiert werden, um einen entsprechenden Effekt zu erzielen.

Endorphine steuern viele Funktionen des vegetativen Nervensystems sowie der Psyche in Bezug auf Antrieb (Motivation) und das Verhalten. Endorphine, die der Körper ja selbst in den verschiedensten Formen für die unterschiedlichsten Funktionen nach Maß herstellt, werden von vielen Wissenschaftlern heute als Schlüssel für die Harmonisierung von überschießendem Stress, Leistungsschwäche, Depressivität, Hemmungen, Ängsten und einem allgemeinen Gefühl von zu geringer Motivation und Lebensqualität betrachtet. Noch ist nicht genau bekannt, *wie* die Endorphine im Einzelnen wirken, aber *was* sie für die Steigerung unserer Lebensqualität bewirken können, ist weitgehend erforscht. Es geht jetzt nur noch darum, den Körper wieder in die Lage zu versetzen, diese „Wohlfühlstoffe" in ausreichender Menge produzieren zu können. Xeronin scheint, zusammen mit anderen Inhaltsstoffen des Nonisaftes, sowohl die Endorphinproduktion zu steigern, als auch nach einigen Aussagen Dr. Ralph Heinickes als eine Art Katalysator bei der Aktivierung des Endorphins an den Nervenenden (Rezeptorproteinen) zu dienen und so die Wohlfühlstoffe erst richtig wirken zu lassen. Insofern ist der von der Mehrzahl der Noni-Anwender berichtete Energieschub und das gesteigerte Wohlgefühl auch besser erklärbar.

Warum gibt es überhaupt einen Xeroninmangel bei Menschen?

Sie werden sich vielleicht fragen, warum überhaupt ein Defizit in Bezug auf die Xeroninversorgung entstehen kann. Nun, dies war auch für uns ein großes Fragezeichen, zumal ja Proxeronin in der ganzen Pflanzenwelt vorkommt. Des Rätsels Lösung ergibt sich aus zwei Faktoren. Zum einen trägt, wie Dr. Heinicke herausgefunden hat, der industrialisierte Ackerbau mit seiner chemischen Düngung, die über viele Jahrzehnte die wichtigen Mikronährstoffe nicht ausreichend berücksichtigt hat, und das damit verbundene Auslaugen der Böden dazu bei, dass die Pflanzen im Allgemeinen immer weniger Proxeronin bilden, weswegen Kulturpflanzen ja auch wesentlich weniger robust und viel krankheitsanfällig sind als ihre wild lebenden Artgenossen. Zum anderen leben die Menschen heute in einer immer unnatürlicher werdenden Umwelt, in wesentlich mehr Stress und unter der Geißel immer höherer Leistungsanforderungen als während der letzten Zehntausende von Jahren. Auf die veränderten Bedingungen können sich Körper, Geist und Seele nicht so schnell umstellen. Der menschliche Stoffwechsel muss mit alltäglich in ihn eindringenden Giften, wie Autoabgasen, stark erhöhten Ozonwerten, technischen Störstrahlungen und einer Informationsüberflutung sowie immer mehr denaturierter Nahrung, zurechtkommen. Für all diese Anforderungen wird Xeronin gebraucht. Ja, unserer Ansicht liegt genau in dieser wertvollen Substanz der Schlüssel für ein glückliches, leistungsfähiges und gesundes Leben in unserer Zeit.

Was ist noch drin im Nonisaft?

Nachdem wir jetzt sehr viel über Proxeronin und Xeronin berichtet haben, wollen wir uns nun einigen weiteren wichtigen Inhaltsstoffen des Nonisaftes zuwenden. Denn dieser hat noch viel mehr zu bieten. Vorweg sei jedoch bemerkt, dass nach den Erkenntnissen der Forschung die Inhaltsstoffe von Noni synergetisch zusammen wirken. Mit anderen Worten: Im Konzert können sie noch mehr Gutes tun als jeder für sich allein – und sie helfen einander, nur ihre konstruktiven Seiten zu entfalten!

Scopoletin

Dies ist ein sehr vielseitiger Stoff. Er schützt das Herz-Kreislauf-System vor Überforderung, erweitert verengte Blutgefäße und normalisiert, in gemeinsamer Wirkung mit anderen Inhaltsstoffen von Noni, den Blutdruck. Weiterhin hemmt er Entzündungen, ist antihistaminisch und hilft bei Allergien. Scopoletin ist erst im Jahre 1993 im Nonisaft entdeckt worden.

Damnacanthal

Diese Substanz wurde an der Keio Universität und dem Institut für Biomedizinische Wissenschaften in Japan im Nonisaft gefunden. Die Forschungsergebnisse legen den Schluss nahe, dass so genannte präkanzerogene Zellen, also Zellen, die beginnen, sich in Krebszellen zu verwandeln und dabei praktisch eine andere Art des Stoffwechsels, als ihre gesunden Geschwister ihn pflegen, entwickeln, durch Damnacanthal zu einer langsameren Zellteilungsgeschwindigkeit über biochemische Interaktion auf der Ebene der Gene im Zellinneren angeregt werden. Die erkrankten Zellen haben dadurch eine wesentlich größere Chance, wieder zu einem normalen, natürlichen Stoffwechsel zurückzukehren.

Ein anderes japanisches Forscherteam (Tomonori Hiramatsu et al.) fand bereits 1993 im Rahmen einer großangelegten Studie, bei der über 500 Pflanzenwirkstoffe auf ihre krebshemmenden Eigenschaften hin untersucht wurden, heraus, dass Damnacanthal in Bezug auf einige Krebszellen ein sehr gut geeigneter Hemmstoff ist.

Bedeutungsvoll ist, dass andere Inhaltsstoffe von Noni mit Damnacanthal zusammenwirken. So kann auch das Xeronin wahrscheinlich durch eine strukturelle Stärkung von Proteinen und die Mobilisierung von Energie aus Wasser, die die Proteine befähigt, ihre Funktionen besser zu erfüllen, zur Hemmung von Krebszellenbildung und der Inaktivierung von Krebszellen durch Verbesserung des Reparaturmechanismus beitragen.

Bei Versuchen mit an Krebs erkrankten Mäusen, die von Wissenschaftlern an der John Burns School of Medicine in Honolulu durchgeführt wurden, stellte sich heraus, dass Noni das Tumorwachstum verlangsamte und die Überlebenszeit vieler

Tiere deutlich verlängerte. Wurde der Saft zusammen mit Medikamenten wie Vincristin und Adriamycin eingesetzt, war der positive Effekt noch wesentlich größer. Dies ist ein wichtiger Hinweis darauf, dass Nonisaft sich dafür eignet, zusammen mit herkömmlichen Krebstherapien eingesetzt zu werden. Es kann durchaus vermutet werden, dass die positiven Effekte von Noni auf den Stoffwechsel und die Ernährung der Zellen auch die Nebenwirkungen von Chemotherapien mildern könnten, ohne die Effektivität der Behandlung zu mindern. Hier muss aber noch mehr geforscht werden, bevor abschließende Aussagen gemacht werden können.

Die Inhaltsstoffe des Nonisaftes wirken synergetisch

Einige Forschungsergebnisse legen den Schluss nahe, dass das Xeronin, das in geringen Mengen in Noni enthalten ist und im menschlichen Körper mittels des Proxeronins des polynesischen Fruchtsaftes hergestellt wird, das Scopoletin und das Serotonin, alles Inhaltsstoffe des Saftes, zusammen für eine harmonische Aktivitätssteigerung der Zirbeldrüse (Epiphyse) verantwortlich sind. Unter anderem scheint die dort stattfindende Biosynthese von Melatonin, zu der Serotonin nötig ist, angeregt zu werden. Melatonin, ein Hormon, verzögert vermutlich Alterungsprozesse, sorgt für einen gesunden Schlaf, hilft gegen Bauchkrämpfe, Müdigkeit und depressive Verstimmung. Zusammen mit Serotonin hat es Einfluss auf den weiblichen Zyklus, die emotionale Stimmungslage und vieles mehr. Die synergetischen Effekte der genannten Stoffe scheinen auch einen günstigen Einfluss auf PMS, das Prämenstruelle Syndrom, zu haben. Dies beinhaltet Stimmungsschwankungen, Hysterie, Bauchkrämpfe,

Gereiztheit und Schwächeanfälle in der Zeit zwischen dem Eisprung und dem Einsetzen der Periode. Männern verhilft die Troika zu einer verbesserten Prostatafunktion, sodass der nächtliche Drang zum Urinieren sich bessern kann. Auch eine Stabilisierung der Blutzuckerwerte auf einem normalen Niveau durch das Zusammenwirken von Xeronin, Scopoletin und Serotonin ist möglich.

Es genügt nicht,
zum Fluss zu kommen
mit dem Wunsch, Fische zu fangen.
Man muss auch das Netz
mitbringen.

(Tso Tschuan)

Kapitel 5

Wie Noni angewendet wird

Noni ist ein die Gesundheit unterstützendes Lebensmittel, ein exotischer Fruchtsaft mit wohltuenden Eigenschaften für den Stoffwechsel. Dementsprechend gibt es keine Dosierungsangaben wie bei Medikamenten. Es heißt ja auch nicht: „Nehmen Sie bei einer Erkältung dreimal täglich 32 g Rote Paprika!", obwohl dieses Gemüse sehr viel Vitamin C, Enzyme und wichtige Bioflavonoide enthält, die zur Bewältigung einer Erkältungskrankheit von beträchtlichem Wert sein können.

Trotzdem gibt es einige Faustregeln zur Anwendung von Noni aufgrund der wissenschaftlichen Forschungen der letzten Jahre und der uns vorliegenden Erfahrungsberichte sowie unserer eigenen Erlebnisse. Allerdings beachten Sie bitte den Begriff „Faustregel"!

Regeln für die Anwendung von Noni – und Ausnahmen!

Im Einzelfall, je nach persönlicher Ansprache und dem Problem, bei dem Noni helfen soll, kann die Dosierung sehr viel niedriger – oder höher – sinnvoll sein. Auch die im Durchschnitt der Anwender nach bestimmten Anwendungszeiten festgestellten Auswirkungen von Noni müssen für Sie in Art und Umfang nicht unbedingt zutreffen. Jeder Mensch ist anders, jeder Stoffwechsel reagiert anders. Achten Sie sensibel auf Ihre Reaktionen, wenn Sie Noni nehmen, sprechen Sie sich mit Ihrem Arzt für Naturheilverfahren oder Ihrem Heilpraktiker ab und lassen Sie sich regelmäßig während der Anwendung von Noni untersuchen, um festzustellen, welche Dosierung und Einahmefrequenz in Ihrem Fall die beste Wahl ist. Abschließend: Menschen können im Prinzip gegen *alles* allergisch reagieren: In seltenen Fällen wurden auch Allergien in Bezug auf Noni beobachtet.

Allergische Reaktionen

Bei Menschen mit einer Neigung zu allergischen Reaktionen auf exotische Früchte (beispielsweise Mango, Papaya, Kumquat, Litschi und Zitrusfrüchte) findet sich ein größerer Anteil, der auch auf Noni allergisch reagiert, als bei dementsprechend unauffälligen Leuten. Wenn Sie Bedenken haben, Noni ohne allergische Reaktion zu vertragen, probieren Sie Noni unter Aufsicht Ihres Heilpraktikers oder Arztes für Naturheilverfahren aus, um festzustellen, ob Sie tatsächlich wie erwartet auf den Saft der Morinda citrifolia reagieren. Dies lässt sich recht einfach und sehr genau medizinisch feststellen.

Die Anwendung von Noni beim Menschen

Falls Sie Saft und nicht Pulver, Kapseln oder Brausetabletten verwenden, sollten Sie ihn vor Gebrauch *gut schütteln.* Bei einem vernünftig produzierten Nonisaft werden Sie schon, wenn Sie eine Flasche zum ersten Mal in der Hand halten und öffnen, bei ein wenig Sensibilität die vitale Kraft darin spüren.* Und er

* Wer sich etwas in der praktischen Esoterik auskennt, sollte einmal mit einem Pendel die Lebensenergie des Nonisaftes messen. Als wir dies das erste Mal taten, waren wir über das hohe Ergebnis sehr erstaunt.

wird Ihnen schmecken! Sie werden sich schon bald jeden Morgen etwas mehr auf „Ihre Noni" freuen. Halten Sie das Glas mit dem Saft einen Moment bewusst in der Hand, und trinken Sie dann langsam und in kleinen Schlucken. Behalten Sie den Saft einem Moment im Mund, bevor Sie ihn schlucken.

Nehmen Sie Noni am besten auf nüchternen Magen etwa 30 Minuten vor dem Frühstück ein. Sie können den Saft pur oder zusammen mit Wasser oder kleinen Mengen anderer Fruchtsäfte trinken. Milch, Kaffee, Schwarzer Tee, Alkohol und große Mengen reiner Fruchtsäfte sollten nicht mit Noni zusammen getrunken werden. Ebenso bitte Arzneimittel nicht gleichzeitig einnehmen und das Rauchen mindestens 15 Minuten davor und danach unterlassen. Es ist optimal, wenn Sie das Zähneputzen auf die Zeit nach dem Frühstück verlegen oder mit dem Zähneputzen etwa 15 Minuten Abstand zur Einnahme von Noni einhalten.

Wenden Sie Noni tagsüber an, sollten Sie etwa drei Stunden vorher nichts gegessen haben, also einen leeren Magen haben, und auch 30 Minuten nach der Anwendung nichts zu sich nehmen. Beachten Sie ansonsten auch hier die im letzten Absatz angegebenen Regeln.

Wie viel Noni ist richtig?

Folgende Anhaltswerte können für die Einnahme von Noni zur Orientierung verwendet werden ...

Um festzustellen, wie die individuelle Reaktion auf Noni ist, können 3 bis 7 Tage lang je 5 ml (= ein Teelöffel) Saft zweimal täglich von Erwachsenen und einmal täglich von Kindern unter 16 Jahren genommen werden.

Diese Testphase ist natürlich nur nötig, um bei unklarer Reaktionslage die Verträglichkeit festzustellen.

Anschließend kann bei unproblematischer Reaktion die Menge für einen Zeitraum von 3 bis 6 Wochen auf zweimal täglich 25 ml (= ein Schnapsglas) bei Erwachsenen und bei Kindern unter 16 Jahren auf zweimal täglich 15 ml (= ein Esslöffel) erhöht werden.

Von da ab die Menge 4 bis 6 Monate lang auf zwei Schnapsgläser (= 50 ml) vor dem Frühstück und noch einmal ein Schnapsglas (= 25 ml) vor dem Abendessen bei Erwachsenen sowie bei Kindern unter 16 Jahren ein Schnapsglas (= 25 ml) vor dem Frühstück und einen Esslöffel (= 15 ml) vor dem Abendessen täglich steigern.

Bis zum Ende der gewünschten Kur ist dann eine Menge von täglich einem Schnapsglas (= 25 ml) vor dem Frühstück und einem Schnapsglas (= 25 ml) vor dem Abendessen sowie bei Kindern unter 16 Jahren ein Schnapsglas (= 25 ml) vor dem Frühstück sinnvoll.

Abhängig vom Körpergewicht kann es bei sehr schweren Personen nötig sein, die Dosierung zu erhöhen, damit Noni richtig wirken kann. Wer mehr als etwa 120 kg wiegt, sollte pro 25 kg zusätzlichem Gewicht die Tagesdosis nach der Einführungszeit um einen Esslöffel (= 15 ml) täglich erhöhen.

Alle genannten Mengen sind als ungefähre Angaben zu betrachten, die im Einzelfall erhöht oder vermindert werden können. Beraten Sie sich mit Ihrem Arzt für Naturheilkunde oder Ihrem Heilpraktiker.

Übrigens: Wir haben von einigen wenigen Fällen gehört, in denen Noni bei schweren Erkrankungen in langsam gesteigerten Mengen bis zu einem täglichen Konsum von 0,5 bis 1 Liter verwendet wurde, um eine Genesung zu fördern. Wir selbst haben jedoch mit derartigen Dosierungen keine direkten Erfahrungen.

Damit Noni noch schneller wirkt

Es gibt *vier Möglichkeiten*, um die günstigen Wirkungen von Noni auf die Gesundheit schneller und umfangreicher eintreten zu lassen, die wir zum Teil schon im vorigen Text mit erwähnt haben. Hier sind sie noch einmal zusammengefasst ...

Tipp A: *Trinken Sie den Nonisaft in kleinen Schlucken und halten Sie ihn jedesmal etwa 10 bis 20 Sekunden im Mund.* Bewegen Sie ihn dabei ein wenig hin und her, bevor Sie ihn schlucken. Diese Vorgehensweise gibt den unglaublich vielen Nerven in Mund, Zunge und Gaumen mehr Gelegenheit, die Verdauungsorgane auf die Verarbeitung von Noni vorzubereiten. Der exotische Fruchtsaft wird auf diese Weise oft noch besser ausgewertet. Außerdem wird einiges von den gesundheitlich wertvollen Inhaltsstoffen über die sehr durchlässige Mundschleimhaut in den Blutkreislauf gelangen. Vergleichen Sie dazu auch Tipp D.

Tipp B: Wenn Sie eine zusätzliche Portion Nonisaft pro Tag einnehmen wollen und Probleme damit haben, „vor" oder „nach" einer Mahlzeit ausreichend Zeit zu haben, probieren Sie folgende Vorgehensweise: *Nehmen Sie immer wieder kleine Schlukke Noni in den Mund und bewegen Sie die Flüssigkeit darin hin und her.* Dabei werden wichtige Wirkstoffe durch die Mundschleimhaut direkt in das Blut transportiert. Dies funktioniert natürlich nicht mit großen Mengen – aber: Steter Tropfen höhlt den Stein! Besonders bei Kettenrauchern, die von ihrem für sie und andere sehr gesundheitsschädlichen und teuren Laster loskommen wollen, hat sich dieser Tipp bewährt. Vergleichen Sie dazu auch unsere Ausführungen über Suchtentwöhnung mit Noni in Kapitel 4.

Diese Vorgehensweise ist auch zu empfehlen, wenn jemand zu schwach oder ansonsten unfähig ist, größere Menge an Flüssigkeit im Allgemeinen oder Noni im Speziellen zu sich zu nehmen. Geben Sie in diesem Fall alle 5 bis 10 Minuten – eventuell mit einer Pipette – 10 bis 20 Tropfen Nonisaft in den Mund. Auch gesundheitlich angeschlagenen Tieren wurde auf diese Art schon sehr geholfen.

Tipp C: Führen Sie vor jeder Einnahme von Noni eine Ölziehkur durch. Dazu nehmen Sie einen Teelöffel kaltgepresstes Sonnenblumenöl aus kontrolliert biologischem Anbau* in den Mund. Ziehen Sie das Öl etwa 10 bis 15 Minuten durch die Zähne und den gesamten Mundraum. Danach spucken Sie die Flüssigkeit in die Toilette oder das Waschbecken. Auf keinen Fall sollten Sie sie schlucken, da jetzt größere Mengen Stoffwechselgifte darin enthalten sind, die das Sonnenblumenöl über die Mundschleimhäute aus Blut und Lymphe gelöst hat! Spülen Sie jetzt den Mund gründlich mehrmals aus. Verwenden Sie kein Mundwasser, und putzen Sie sich nicht jetzt, sondern erst später nach dem Essen die Zähne. Warten Sie etwa 5 Minuten. Trinken Sie jetzt ihren Nonisaft. Achtung: Diese Anwendungsart ist sehr intensiv und besonders für Entschlackungskuren empfehlenswert!

Tipp D: Wenn Sie Noni vor dem Frühstück nehmen, putzen Sie sich erst nach dem Frühstück die Zähne und verwenden Sie vorher auch kein Mundwasser.

Eine persönliche Beziehung zu Noni?

Einige Anwender berichten sogar im vertraulichen Gespräch, dass sie eine Art persönliche Beziehung zu Noni aufgebaut haben. Sie erzählen von einer gewissen wohlwollenden, lebendigen Präsenz in dem Fruchtsaft, die sie nach einiger Zeit der Anwendung wahrzu-

---

* Nur diese Qualität kommt in Frage!

nehmen glauben. Dies mag sich vielleicht etwas seltsam anhören, aber immerhin gibt es ähnliche Berichte durch die Jahrhunderte von den Kahuna, den traditionellen Heilern der polynesischen Inselwelt, deren umfassende Kenntnisse der Heilpflanzen und anderer alternativer Heilverfahren die Bewohner Hawaiis, Tahitis, Samoas und anderer Inseln bis zur Ankunft der westlichen Eroberer unter Captain Cook im Jahre 1778 weitgehend frei von schweren Erkrankungen hielten. Die Kahuna gingen davon aus, dass die starken gesundheitsfördernden Wirkungen einer jeden Heilpflanze von einer Art Engel ausgehen, die die Pflanze auf eine geheimnisvolle Weise beseelt und den Anwendern hilft, wenn ihr Schützling respektvoll behandelt wird.

Wie dem auch sei: Wichtig ist, dass Noni Ihnen hilft. Und bekanntlich können die meisten Menschen Hilfe besser von guten Vertrauten annehmen. Lernen Sie Noni kennen ...

Andere Zubereitungen von Noni

Noni wird auch in Form von gefriergetrocknetem Pulver, zum Teil in Kapseln abgefüllt, und als Brausetabletten angeboten. Generell entsprechen 3 Kapseln in etwa zwei Esslöffeln Saft. Entsprechend können die oben angegebenen Dosierungen umgerechnet werden. Natürlich sind im Einzelfall die Angaben des jeweiligen Herstellers zu berücksichtigen.

Die äußerliche Anwendung von Noni

Bei blauen Flecken, Wunden, Entzündungen, Pilzinfektionen und anderen Hauterkrankungen kann Noni auch äußerlich angewendet werden. Einfach eine sterile Kompresse mit dem Saft tränken und damit die zu behandelnde Stelle verbinden. Mit einem sauberen Tuch in mehreren Lagen umwickeln und einige Stunden oder über Nacht aufliegen lassen. Abnehmen und eine bis drei Stunden warten, bevor eine neue Kompresse aufgelegt wird. Die Anwendung auf diese Art fortsetzen, bis das gewünschte Ergebnis erzielt worden ist. Bitte konsultieren Sie aber sicherheitshalber vorher einen naturheilkundlich versierten Mediziner, wenn Sie diese Art der Anwendung länger als zwei Tage einsetzen wollen.

Eine zusätzliche Einnahme von Noni ist in jedem Falle unbedingt empfehlenswert.

Medikamente und Noni

Nonisaft unterstützt praktisch jede Medikation mit Ausnahme so genannter Immunsuppressoren, also Arzneien, die das Immunsystem in seiner Funktion schwächen sollen. Werden entsprechende Chemotherapien angewendet, *sollte Noni nur mit Einverständnis des behandelnden Mediziners angewandt werden!* In der auf eine Chemotherapie folgenden Zeit kann Noni aber in großem Umfang zum Wiederaufbau des Immunsystems und zum Ausleiten von Giften bis hin zum Inneren jeder einzelnen Körperzelle beitragen. Auch bei dieser Anwendung muss Art und Umfang mit dem behandelnden Mediziner abgestimmt werden. Es gibt zwar Forschungen, die den Schluss nahelegen, dass Noni auch mit einigen Antikrebsmitteln wie etwa 5-Fluorouracil (5FU), Vincristin, einem Vinca-Alkaloid (Zytostatikum), gewonnen aus dem Madagaskar-Immergrün, oder Doxorubicin gut zusammen wirkt, ja sich sogar Synergieeffekte ergeben, doch ist dies unseres Wissens noch nicht komplett belegt.

Generell gilt: *Noni sollte nicht direkt zusammen mit chemischen Arzneien eingenommen werden,* da es aufgrund der enzymatischen Aktivität im Verdauungstrakt zu einer gegenseitigen

Wirkungsbehinderung oder auch unerwünschten, wenn auch – soweit uns bekannt – harmlosen Nebenwirkungen, wie Durchfall oder leichtem Bauchweh, kommen kann. Ist das Medikament – oder Noni – erst einmal im Stoffwechsel, gibt es aber nach allen uns vorliegenden Informationen keine unerwünschten Wechselwirkungen mehr. Im Gegenteil: Noni verbessert sogar die Empfänglichkeit des Körpers für Arzneimittel jeder Art und damit deren Wirkung. Dies kann sogar – unter Aufsicht des behandelnden Mediziners! – zur systematischen Reduzierung der Arzneimittelgaben genutzt werden.

Also: Medikamente und Noni mit zeitlichem Abstand einnehmen. Eine Viertelstunde sollte in den meisten Fällen ausreichen. Ansonsten einfach unter Mitarbeit eines Mediziners austesten.

Gleiches gilt für Kaffee, Tabak – also Rauchen – und Alkohol!

Die Anwendung von Noni bei sehr sensiblen Menschen

Jeder Mensch reagiert ein wenig anders auf Umwelteinflüsse. Und manche reagieren extrem empfindsam, wo andere noch gar nichts über direkte Empfindungen bemerken.

Wenn Sie wissen, dass Sie auf gesundheitsaktive Lebensmittel, wie Nahrungsergänzungen und Vitalstoffe, sehr stark ansprechen, sollten Sie ihrem Organismus eine Gewöhnungsphase gewähren. Dadurch werden auch im Allgemeinen intensive Heilreaktionen, die durch Entschlackungs- und Entgiftungsaktivitäten des Stoffwechsels zu Stande kommen, begrenzt.

Auf die folgende Weise kann diese Eingewöhnungszeit aufgebaut werden:

Am 1. Tag:	Einen bis fünf Tropfen Nonisaft mit etwas Wasser einnehmen. Vor dem Schlucken die Flüssigkeit ein wenig im Mund hin und her bewegen.
Am 2. Tag:	Kein Noni trinken.
Am 3. Tag:	Fünf bis zehn Tropfen Nonisaft mit etwas Wasser einnehmen. Vor dem Schlucken die Flüssigkeit ein wenig im Mund hin und her bewegen.
Am 4. Tag:	Kein Noni trinken.
Am 5. Tag:	Zehn bis 15 Tropfen Nonisaft mit etwas Wasser einnehmen. Vor dem Schlucken die Flüssigkeit ein wenig im Mund hin und her bewegen.
Am 6. Tag:	Kein Noni trinken.
Ab dem 7. Tag:	20 bis 25 Tropfen Nonisaft mit etwas Wasser einnehmen.

Bei sehr ausgeprägter Sensibilität können die Einnahmepausen auch auf zwei oder drei Tage ausgeweitet werden und die Erhöhung der Einnahmemenge immer erst bei dem übernächsten Mal erfolgen.

Zu guter Letzt ...

Wahrscheinlich gehören Sie zu der größeren Gruppe von Menschen, die weder übersensibel noch allergisch auf Noni reagieren und wenig Lust oder Möglichkeiten haben, Teile ihrer alltäglichen Gewohnheiten wegen der Einnahme von Noni zu ändern. Falls das so ist, nehmen Sie Noni einfach 30 Minuten vor dem Frühstück auf nüchternen Magen und spülen Sie sich, falls Sie vorher die Zähne geputzt haben, sehr gründlich den Mund aus. Dies ist die Minimalanforderung, damit Noni Sie mit ihren wertvollen Eigenschaften unterstützen kann. Die anderen Tipps zur Wirkungsverbesserung können Sie ja bei Gelegenheit, zum Beispiel im Urlaub, einmal ausprobieren. Geht es Ihnen gesundheitlich nicht gut oder wollen Sie Ihr Leistungsvermögen nachhaltig mit der Unterstützung von Noni verbessern, verhalten Sie sich wie ein Profi: Nutzen Sie alles, was Sie wissen, um weiterzukommen und die anstehenden Herausforderungen zu bewältigen!

Die Anwendung von Noni für Tiere

Im Prinzip wird Noni bei Tieren ähnlich angewendet, wie bei Menschen. Ob Katze, Hund, Vogel oder Meerschweinchen: Die Wirkungen stellen sich hier oft sogar noch schneller ein als bei den zivilisationsgeschädigten Zweibeinern. Die meisten Tiere mögen den Saft gern pur oder mit etwas Wasser verdünnt aus ihrem Trinknapf oder schlecken ihn von der Hand. Natürlich kann – und sollte – die Dosierung entsprechend dem Körpergewicht angepasst werden. Ein Wellensittich braucht keine zwei Esslöffel Noni am Tag, um exzellente Gesundungsergebnisse zu erzielen. Vergleichen Sie dazu auch die Dosierungsvorschläge zu Beginn dieses Kapitels.

Bei Tieren ist besonders die antiparasitäre und dem Parasitenbefall vorbeugende Wirkung von Noni hervorzuheben.

Immer mehr Hunde und Katzen leiden auch – wir ihre Frauchen und Herrchen – an degenerativen Zivilisationskrankheiten. Ob dies nun das Hüftgelenksproblem des überzüchteten Schäferhundes oder die Verdauungsschwäche einer Katze ist: Je mehr die Menschen die Tiere „vermenschlichen“, desto mehr von unseren Problemen färben auch auf unsere vierbeinigen Hausgenossen ab.

Eine mit uns befreundete Tierärztin hat sehr gute Erfolge bei der Verabreichung von Noni bei Hunden, Pferden, Meerschweinchen und Katzen beobachten können. Probieren Sie dieses einfache, natürliche, gut verträgliche und vergleichsweise kostengünstige Hausmittel doch einmal aus. Auch zur Vorbeugung ist Noni bei Haustieren sehr zu empfehlen.

Wie viel Nonisaft für Tiere?

Bei Tieren kann folgende Faustregel verwendet werden: Nehmen Sie die für Erwachsene geltende Dosierung als Anhalt für ein etwa 50 kg schweres Tier. Erhöhen oder vermindern Sie die Dosis entsprechend dem Gewicht. Beispiel: Ihre Katze wiegt 5 kg und die Tagesdosis für ein 50 kg schweres Tier wäre 25 ml, so verwenden Sie für ihre Katze 25 : 10 = 2,5 ml Tagesdosis, die Sie in einem solchen Fall am besten mit der Pipette abmessen.

Die Erfahrungen
sind die Samenkörner,
aus denen die Klugheit emporwächst.

(Konrad Adenauer)

Kapitel 6

Erfahrungsberichte

Die nachfolgenden Berichte schildern die positiven Erlebnisse von Menschen, die Noni fest in ihr Leben aufgenommen haben. An dieser Stelle bitte ich Sie, Berichte über Ihre Erfahrungen an den Verlag zu senden, damit wir in einer neuen Auflage dieses Buches darüber berichten können. In den USA gibt es eigene Foren, die von Noni-Konsumenten gegründet und ehrenamtlich geführt werden und deren ausschließlicher Zweck es ist, andere Menschen an ihren Erfahrungen teilhaben zu lassen. Die nachfolgenden Beispiele stammen von Noni-Anwendern, deren Erfahrungsberichte nach intensiver Prüfung auf ihren Wahrheitsgehalt hin von den verschiedenen Anbietern und Konsumenten-Foren im Internet veröffentlicht wurden.

Hendrik Hannes berichtet von seinen Schlüsselerlebnissen ...

Auch ich kam in den Genuss der positiven Wirkung vom Nonifruchtsaft, obwohl ich keinen zwingenden Grund hatte, Nonisaft zu trinken. Ich erfreute mich im Großen und Ganzen bester Gesundheit und konnte von mir behaupten, dass ich seit Jahren mehr oder weniger frei von irgendwelchen kleineren oder größeren Krankheiten war, abgesehen von einer chronischen Stirnhöhlenvereiterung, die mir jedoch keine Beschwerden machte, sodass ich sie „vergessen" hatte. Außerdem hatte ich lange harte Zahnbürsten verwendet und damit mein Zahnfleisch abgescheuert, sodass die Zahnhälse offen lagen und schmerzten, wenn Kaltes oder Heißes mit ihnen in Berührung kam.

Nach all dem, was ich vor der ersten Einnahme über Noni las, glaubte ich nicht, dass sich bei mir irgendwelche offensichtlichen Veränderungen einstellen würden. Doch weit gefehlt. Bereits am zweiten Tag fiel mir auf, dass der Schmerz meiner Zahnhälse beim Kontakt mit Heißem oder Kaltem ganz deutlich nachließ. Aufgrund dieser Beobachtung ließ ich kleine Mengen Nonisaft bei der Einnahme zwei bis drei Minuten im Mund, bevor ich ihn schluckte. Die Schmerzen verschwanden völlig, und auch die Bildung von Zahnstein reduzierte sich ganz deutlich.

Eine weitere Möglichkeit, den Nonisaft anzuwenden, ergab sich beim Bergsteigen, als ich mir am Fuß eine eitrige Entzündung zuzog, die aus einer großen Wasserblase entstand und die am Abend unter starkem Pochen dick anschwoll. Vor dem Schlafengehen tränkte ich ein langes Stück Toilettenpapier in Nonisaft und umwickelte den entzündeten Fuß. Ich war sehr gespannt auf das Ergebnis, als ich tags darauf meinen Fuß inspizierte. Das Resultat übertraf meine Erwartungen: Entzündung und Schwellung waren vollkommen weg, und von der Wasserblase war kaum noch etwas zu sehen.

Es stellten sich aber auch noch ganz andere positive Effekte ein, mit denen ich anfangs überhaupt nicht gerechnet hatte. Meine Konzentration und mein Gedächtnis verbesserten sich deutlich, meine Schafqualität durch kurze Einschlafphasen und intensiven Tiefschlaf merklich stieg, die Kondition sowie mein gesamter Lebensenergiestatus deutlich gesteigert wurde und das Bedürfnis nach Genussgiften wie zum Beispiel Kaffee und Zigaretten stark zurückging. Für mich gehört der Südseefruchtsaft inzwischen fest zu meinem Leben. Nonisaft ist für mich das Naturgeschenk, das meine ganzheitlichen Selbstheilungskräfte nährt, die Lebensqualität steigert und neue Perspektiven durch körperlichen und seelischen Energiezufluss öffnet.

Noch während ich an diesem Buch arbeitete, erlebte ich einen weiteren Beweis der Heilkräfte von Noni. Seit mehr als 15 Jahren trug ich die oben erwähnte chronische Stirnhöhleneiterung in mir, von der ich, Gott sei Dank, jedoch nur selten etwas spürte. Als ich die Vorboten einer Erkältung in mir fühlte, entschloss ich mich, meine tägliche Dosis Nonisaft zu erhöhen. Aus einem vollen Wasserglas nahm ich alle 15 bis 20 Minuten einen kleinen Schluck und wiederholte das etwa 3 Stunden lang. Am nächsten Tag war meine Verwunderung groß. Zwar waren die grippalen Vorboten wie Gliederschmerzen, Hustenreiz und dergleichen verschwunden, meine Nase jedoch war zu und lief unentwegt. Zuerst dachte an einen Katarrh, doch als ich von einem Bekannten hörte, der seit wenigen Tagen auch Nonisaft trank, dass seine Nebenhöhlen erstmals seit vielen Jahren frei wurden, begriff ich erst, dass es meine chronische Stirnhöhleneiterung war, die durch Noni endlich ausgeheilt wurde. Bei mir stellte sich eine Erstverschlimmerung ein, die drei lange Tage anhielt. Dann wurde mir nach und nach klar, wie sehr mich dieses Leiden, das ich nie richtig wahrgenommen hatte, eingeschränkt hatte. Meine Ohren gingen auf und schenkten mir neue akustische Wahrnehmungen. Jetzt konnte ich wieder auf beiden Seiten schlafen, was vorher nicht möglich war. Wenn ich auf der rechten Seite lag, bekam ich nie richtig Luft, und so musste ich immer auf der linken oder auf dem Rücken schlafen. Die bessere Sauerstoffversorgung während des Schlafes bereicherte mein Aufwacherleben sowie den gesamten Energiestatus. Daneben stellten sich noch viele andere Verbesserungen ein, die ich jeden Tag aufs Neue erleben darf und die Zeichen dafür sind, was mir ohne Noni wohl verwehrt geblieben wäre.

Soweit meine eigenen Erfahrungen in puncto gesundheitlicher Wirkung.

Wie ein Wunder traf es auch Thomas und Renate T. aus München ...

1998 wurde im Klinikum Rechts der Isar bei Renate T. ein bösartiger Tumor im Beckenknochen diagnostiziert, der bereits Metastasen entwickelte und begann, den gesamten Körper zu infizieren. Dank der Intervention des Hausarztes, der intensiv mit Alternativ- und Naturheilverfahren arbeitet, konnte der fortschreitende tumoröse Verfall, verbunden mit zwei Chemotherapien, gestoppt werden. Doch gerade als Renate T. den kleinen Teilerfolg auskosten wollte, stellte man bei einer weiteren Untersuchung fest, dass ein wahrscheinlich gutartiger Tumor im Kleinhirn unter Bildung von Wasser lebenswichtige Gehirnfunktionen beeinträchtigte. Mit Kortison konnte man zwar das Wasser beseitigen sowie mit Mistelspritzen die Kortisonrückstände weitestgehend aus dem Körper ausleiten, doch der Tumor blieb unverändert und war darüber hinaus inoperabel. Die Ärzte teilten ihr mit, die Chemotherapie wäre nicht durchgeführt worden, wenn zu diesem Zeitpunkt der Tumor schon bekannt gewesen wäre.

Renate T. suchte weiter nach alternativen Heilungsmöglichkeiten. Im August 1999 hörte sie zum ersten Mal über eine Bekannte, die schon ein paar Monate Erfahrung mit Noni gesammelt hatte, von dem Fruchtsaft. Weil ihr Zustand damals sehr schlecht war, trank sie jede Stunde ein halbes Wasserglas Nonisaft. Renate bemerkte von da an, dass Veränderungen in ihr stattfanden, die sie noch nicht zuordnen konnte, doch es bewegte sich etwas. Etwa 14 Tage später wurden die Veränderungen bei einer weiteren Untersuchung im Klinikum Rechts der Isar offensichtlich. Das Tumorwachstum war gestoppt, und im Kleinhirn war deutlich eine Dezimierung der tumorösen Wucherung zu erkennen.

Nach diesem Erlebnis Mitte September schöpfte Renate T. neue Lebenskraft und Hoffnung, die sie nach der Diagnose des Kleinhirntumors schon fast verloren hatte. Renate wäre von der Schulmedizin, die dem tumorösen Verfall offensichtlich machtlos gegenüberstand, aufgegeben worden. Bestimmt hat der Nonisaft in Verbindung mit der gesamten Therapie einen erheblichen Beitrag dazu geleistet, dass Renate nun wieder gute Perspektiven für die Zukunft hat.

Ethel Marie Tricomi aus den USA war schwer krank ...

..., denn seit 1969 hatte sie Arthritis. Seitdem litt sie an großen Schmerzen und damit verbunden oftmals auch an Depressionen. Sie war ihren Schmerzen nahezu hilflos ausgeliefert und erlitt währenddessen drei Herzattacken. Ihr damaliges Motto war: „Wenn jemandem etwas passiert, dann mir". Jahrelang drehte sie sich im Karussell von Schmerzen, Einschränkungen und Hilflosigkeit, da kein Arzt etwas gegen ihre Krankheit – insbesondere gegen die Schmerzen – tun konnte. Als auch noch die Bauchspeicheldrüse ihre Arbeit einschränkte und sie beinahe zuckerkrank wurde, gab sie die Hoffnung fast auf, bis ihr ihre Schwester eines Tages begeistert von Nonisaft berichtete. Sie sagte sich, dass sie sowieso nichts mehr zu verlieren hätte, und begann bald darauf, Nonisaft zu trinken. Bereits nach drei Tagen konnte sie endlich wieder gut schlafen, ohne nachts aufzuwachen! Ihre Lebensenergie wuchs von Tag zu Tag, und nach nur zwei Monaten fühlte sie sich wie neu geboren. Die Schmerzen, die ihr das Leben seit dreißig Jahren zur Hölle gemacht hatten, waren nun wie weggeblasen, und auch ihre Zuckerwerte normalisierten sich. Gesund und schmerzfrei kann sie nun wieder normal leben. Für ihre Heilung macht Ethel Marie Tricomi hauptsächlich Noni verantwortlich, und wie schon viele andere vor ihr möchten weder sie noch ihr Mann auf Noni verzichten.

Brigitte B. konnte die starke Heilkraft von Noni in ganz anderer Hinsicht erfahren:

Frau Brigitte B. aus Liechtenstein zog sich im Urlaub eine akute Blasenentzündung zu, und es sah so aus, als müsse sie den Urlaub im Bett verbringen. Kurz vor ihrem Urlaub hörte sie das erste Mal von Nonisaft und kaufte eine Flasche, um sich irgendwann von der Wirkung selbst zu überzeugen. Als sie nun im Urlaub durch die Blasenentzündung ans Bett gefesselt war, entschloss sie sich, Noni gegen die Blasenentzündung auszuprobieren, bevor sie sich ärztlich behandeln ließ. Sie trank alle 2 Stunden etwa 30 ml Nonisaft und schluckte zusätzlich eine Lapachokapsel*. Nach acht Stunden stellte sich eine merkliche Besserung ein, und am nächsten Tag war die Blasenentzündung nur noch Erinnerung – der Urlaub war gerettet. Brigitte B. war verwundert von der effizienten Wirkung, zumal sie von dem Nonisaft bestenfalls eine geringe Symptomlinderung erwartet hatte. Sie hatte nicht geglaubt, dass auch sie nach so kurzer Zeit bemerkenswerte Erfahrungen mit Noni machen würde. Nach ihrem Erlebnis jedoch war sie völlig überzeugt.

Skeptisch war am Anfang auch Gabi D. aus München ...

..., als sie im Juni 1999 Noni erstmals kennen lernte. Frau D. erhielt von ihrem Lieferanten ein umfangreiches Informationspaket über Noni, in dem eine große Anzahl von Erfahrungsberichten enthalten waren, sowohl von Ärzten und Medizinern aller Fachrichtungen als auch von überzeugten Noni-Anwendern. Seit Jahren hatte sie mit mehrmals in der Woche auftretenden Rückenschmerzen zu kämpfen. Kein Arzt und kein Medikament konnte ihr dagegen helfen. Nachdem sie den Nonisaft kurze Zeit getrunken hatte, waren die Rückenschmerzen nahezu verschwunden. Seitdem kann sie auch mit ihren Eheproblemen, die sie psychisch sehr belasteten, besser umgehen. Große Spannungszustände kann sie nun besser verarbeiten, womit sich ihr eigener Leidensdruck stark reduzierte. Dadurch, dass es ihr besser geht, sind auch ihre beiden kleinen Töchter unbeschwerter, und sie hat

* Lapachotee ist eine aus Südamerika stammende Baumrindenzubereitung mit der Eigenschaft, das Immunsystem anzuregen und den Organismus zu entschlacken.

mehr körperliche und geistige Energie, mit der sie die schwere Ehekrise meistern kann. Gabi D. empfiehlt Noni nun aus eigener Erfahrung und ehrlicher Überzeugung allen Bekannten, die ihr am Herzen liegen. Ihre Kinder und auch ihr Hund erhalten selbstverständlich täglich ihre Ration Noni.

Die Münchner Journalistin Annemie G. ist ein weiteres Beispiel für die große Gesundheitskraft des Nonisaftes:

In der Zeitschrift „Bunte" Nr. 8/99 berichtet sie von ihrer wundersamen Heilung. Im September 1998 spürte sie erstmals eine kleine, beinahe unmerkliche Verhärtung in ihrer Brust. Sie reagierte sofort und lag bereits 14 Tage nach der Diagnose ihres Arztes, den sie unverzüglich nach ihrer Entdeckung aufsuchte, auf dem OP-Tisch. Es folgte die erste Chemotherapie, von der Annemie berichtet, dass sie die Hölle war. Ständig war ihr übel, und sie fühlte sich unbeschreiblich elend, ganz zu schweigen von der quälenden Ungewissheit, ob die Behandlung erfolgreich verlaufen würde oder nicht. Als eine Freundin in den USA von ihrem kläglichen Zustand erfuhr, riet sie ihr eindringlich, Noni zu verwenden. Diesen Rat nahm Annemie G. an. Bereits nach der ersten Einnahme war sie ihrer Freundin dankbar für den Tipp. Die darauf folgenden Chemotherapien überstand sie fast ohne Beschwerden, und mit ihrem Allgemeinwohlbefinden ging es täglich bergauf. Der nächste Besuch bei ihrem Arzt brachte ihr die Diagnose, dass ihre Blutwerte im optimalen Bereich lagen, was sie freudig überraschte und ihren Arzt erstaunte.

Ernie und Janet Perschau Glencoe aus den USA berichten, ...

... dass Ernie seit 46 Jahren Diabetiker ist und wegen einer Schulteroperation, die mehr als 5 Jahre zurückliegt, kein Gefühl mehr in der Schulter und im Arm hatte. Beim Bewegen des Arms hatte er große Schmerzen, was auf Vernarbungen innerhalb des Gewebes zurückging. Es gab trotz vieler Versuche kein wirksames Mittel, um die permanenten Schmerzen zu lindern. Es sah so aus, als müsse er mit den Schmerzen und den daraus resultierenden Einschränkungen leben. Ernie wollte sich damit nicht abfinden und stieß bei seiner Suche nach Hilfe auf den Nonisaft, über den er viel Positives gelesen hatte. Bereits ein paar Tage nach der ersten Einnahme von Nonisaft merkte er deutliche Verbesserungen. Ernie erzählt, dass seine Schmerzen innerhalb kürzester Zeit beinahe vollkommen zurückgingen und seine Zuckerwerte sich zusehends verbesserten. Sein Energieniveau stieg deutlich, und sowohl in seinen Arm als auch in die Schulter kehrte das Gefühl wieder zurück. Er konnte schon bald darauf seine Arbeiten wieder vollständig verrichten und endlich wieder ein normales Leben führen. Auch heute noch trinkt er Noni zur Erhaltung seiner Gesundheit, denn schon einmal musste er erfahren, wie wichtig und wertvoll, aber auch sensibel sie ist. Mit Noni fühlt er sich wohl und gesund. Ein Nebeneffekt seiner täglichen Dosis Noni ist das Wachstum einzelner Haare auf seinem zuvor kahlen Kopf ...

● Das nachwachsende Haar bei Ernie war eine angenehme Begleiterscheinung von Noni, von der auch viele andere Menschen berichteten. Zu große Erwartungen sollte man jedoch nicht hegen, denn eine exakte Prognose lässt sich wegen Lebens- und Umwelteinflüssen in Vergangenheit und Gegenwart, die sehr individuell und spezifisch auf jeden Einzelnen wirken, nicht stellen.

Ernie berichtet aber auch vom Anstieg seines Energieniveaus – eine tolle Erkenntnis aus seinem Bericht, die nicht nur kranke, sondern auch gesunde Menschen betrifft. Es soll nicht der Eindruck entstehen, dass Noni nur für kranke Menschen gut und hilfreich ist, sondern dass auch gesunde Menschen von Noni profitieren können, zum Beispiel damit sie ein höheres Energieniveau erlangen, durch das sie ihr gewohntes Leben mit neuer Qualität erleben und bislang bestehende Grenzen ausweiten können.

Dass vorwiegend die Erfahrungen von kranken und leidenden Menschen wiedergegeben werden, liegt daran, dass die Wirkkraft von Noni an ihnen am deutlichsten sichtbar wird und dass diese Menschen das Leben von einer Seite kennen gelernt haben, die einem Gesunden weitgehend unbekannt ist und die er auch nicht unbedingt kennen lernen will. Für den Gesunden sind Gesundheit und Alltagsbewältigung eine „normale" Sache, der man nur beiläufig Achtung schenkt. Ist man jedoch durch Krankheit in seinem normalen Alltag eingeschränkt, so erwächst eine vorher kaum beachtete Normalität zum wichtigsten Ziel, dem man höchste Aufmerksamkeit schenkt.

Sandra O. (32 Jahre) aus München:

Sie litt schon seit mehr als 10 Jahren an Polymie, Migräne, Magen-Darm-Problemen und war darüber hinaus stark abführmittelabhängig. Es fiel ihr immer schwer, die Nahrung bei sich zu behalten – mußte sie es nicht gleich wieder erbrechen, lag es hartnäckig im Darm. Das führte dazu, dass sie immer höhere Dosen von Abführmitteln benötigte. Natürlich hatte dies starke Auswirkungen auf den gesamten-Magen-Dram-Bereich. Neben den körperlichen Symptomen verfiel sie immer mehr in tiefe Depressionen. Sie zog sich immer mehr in sich zurück und schloß sich von der Umwelt ab. Die schweren Hiebe auf die angeschlagene Psyche äußerten sich schon sehr bald in Form von schweren Migräneanfällen, die meistens dann über sie kamen, wenn sie zur Ruhe fand.

Es schien lange Zeit so, dass Sandra O. gefangen war in einer schier endlosen Welle negativer Gesundheitseinflüsse. Die Exkremente, die sich nur mit Hilfsmitteln aus dem Magen-Darmtrakt entsorgen ließen, verblieben zu lange im bereits arg geschwächten Körper von Sandra O. und boten so einer Unmenge von Viren, Parasiten sowie allen weiteren gesundheitsschädigenden Einflüssen einen Nährboden. Dementsprechend sank nicht nur die Qualität ihres gesamten Gesundheitszustandes, sondern auch die ihres Lebens. Die Ärzte, die sie konsultierte, konnten ihr lediglich leichte Kost anraten oder weitere Abführmittel verschreiben, von denen sie bereits abhängig war.

So machte sie sich auf die Suche nach alternativen Möglichkeiten. Es stellten sich jedoch allenfalls geringe oder nur kurzfristige Verbesserungen ein. Im Spätsommer 1999 kam dann endlich der erwartete Durchbruch. Ihr Freund brachte ihr eines Tages eine Flasche Noni mit, von dem sie anfangs nicht allzu viel hielt. Immerhin stand hier ein Fruchtsaft einem Krankheitsverlauf gegenüber, bei dem bisher alle bekannten und bewährten Methoden versagten. Da sie jedoch wenig mehr zu verlieren hatte, begann sie den Noni Saft täglich zu trinken. Ihre Verwunderung war nicht zu überbieten als sich bereits nach nur zwei Tagen eine erste leichte Besserung bemerkbar machte. Seit mehr als 10 Jahren konnte sie erstmals, ohne vorher Abführmittel genommen zu haben, in der Früh auf die Toilette. Wie eine große Befreiung erlebte sie, wie Tag für Tag ihr Hunger zunahm und die Magen-Darm-Funktionen sich langsam normalisierten. Wie ein Wunder schien es auch, dass sie seit dem Tag der ersten Noni-Einnahme keine Migräneanfälle mehr bekam – und dort, wo noch vor kurzem innere Unruhe tobte, stellte sich wohltuende Ruhe ein. Mit Noni fand Sandra O. ihren Weg zurück zu wirklicher Lebensqualität.

G. Wilson aus den USA berichtet:

Seine Blutzuckerwerte waren im oberen Normbereich. Die meiste Zeit seines Lebens war er stark übergewichtig, sodass er Arthritis in seinen Knien bekam. Durch seine angeschlagene Gesundheit konnten viele weitere gesundheitsschädliche Einflüsse seinen Gesamtgesundheitszustand weiter verschlechtern. Dazu kamen die permanenten Schmerzen in den Knien, die G. Wilson einschränkten und ihm das Leben zur Tortur machten. Kein

Schmerzmittel konnte dauerhafte Linderung bringen. Wegen der Nebenwirkungen auf die Organe und wegen seines labilen Gesundheitszustands musste er auch auf Medikamente verzichten, die ihm zumindest ein wenig Linderung hätten verschaffen können. Er bemühte sich ständig, einen Weg aus diesem Labyrinth qualvoller Schmerzen und Ängste zu finden. Eines Tages stieß er auf einen Bericht über Noni. Er dachte sich, wenn auch nur die Hälfte dessen zutraf, was er las, dann würde Noni auch ihm helfen. Kurze Zeit später konnte er sich dann selbst von der Wirksamkeit von Noni überzeugen. Innerhalb der nächsten drei Monate verschwanden seine Schmerzen nahezu vollständig, sein Blutzucker normalisierte sich und all die kleinen Wehwehchen verschwanden nach und nach. G. Wilson nimmt seitdem nicht nur regelmäßig Noni, sondern er achtet seither auch auf seine Ernährung, bewegt sich viel mehr und fördert seine Gesundheit, die er beinahe für immer verloren hätte.

Luella Sloan aus L.A. ...

... ist seit mehr als zwei Jahren von der Kraft des Nonisaftes hellauf begeistert, nachdem Noni ihre lange Leidenskarriere beendet hatte. 1990 wurde bei Luella Eierstockkrebs diagnostiziert. In Sioux City, L.A., unterzog sie sich einer Operation und einer anschließenden Chemotherapie. Ohne Erfolg. 1992 wurde sie erneut in der Mayo Clinic in Rochester operiert und anschließend bestrahlt. Wieder ohne Erfolg. Luella schreibt, dass sie schon nahe daran war, sich an die unangenehmen Nebenwirkungen der Chemotherapie oder an die permanenten medizinischen Untersuchungen sowie an die schlimmen Schmerzen und die ständige Angst vor dem Ungewissen zu gewöhnen. Die Krankheit zerstörte damit nicht nur ihr Leben, sondern auch das ihrer ganzen Familie. Ihr Gesamtgesundheitszustand verschlechterte sich ständig. Am Zustand des Tumors änderte sich nichts durch die verordneten Medikamente.

In dieser Phase des Krankheitsverlaufes, in der zweiten Hälfte der letzten Januarwoche 1997, fand Luellas Stieftochter Betty einen Bericht über Noni, den sie sofort ihrer Stiefmutter zeigte. Zu der Zeit, als sich Luella entschloss, Noni zu trinken, wurde sie täglich ärztlich untersucht. Damit wurde sehr eindrucksvoll und klar nachweisbar jede Änderung ihres Gesundheitszustands dokumentiert. Luellas Blutwerte verbesserten sich jeden Tag, und der Tumor fing an zu schrumpfen.

Tag für Tag verbesserte sich ihr Gesundheitszustand, bis alle Schmerzen und Ängste Vergangenheit waren. Auch für die behandelnden Ärzte war dies eine unerwartete positive Reaktion. Luella Sloan und ihre Familie wissen, dass Noni, der Wille gesund zu werden, und der Glaube an die eigene Heilung ihnen ein neues Leben geschenkt haben.

● Wenn man diese beeindruckenden Berichte liest, dann könnte man meinen, dass das Wunder Noni sofort und gegen alles wirkt. Doch das ist leider ein falscher Eindruck!

Häufiger stellt sich eine Besserung nur sehr langsam und kontinuierlich ein. Eher selten kommt es vor, dass sich der Gesundheitszustand erst kurz vor oder kurz nach dem Prozess der Zellregeneration erholt, der etwa alle 100 – 120 Tage beim Menschen abläuft.

Beinahe 90 % aller Noni-Anwender sprechen jedoch von einer merklichen Verbesserung des Allgemeinbefindens und des Gesundheitszustandes innerhalb der ersten Wochen.

Auch bei Deborah Hensley (Arkansas/USA) wirkte Noni recht schnell:

Wegen der permanenten schlimmen Rückenschmerzen ihres Mannes, die oftmals so heftig waren, dass ihm schwarz vor Augen wurde, und dass er sich noch nicht einmal selbst an-

und ausziehen konnte, kaufte Deborah Noni. Sie entdeckte ihn in einer Gesundheitszeitschrift, in der vor allem über die schmerzstillende Eigenschaft berichtet wurde. Dazu kam, dass Deborahs Mann seit $4^{1}/_{2}$ Jahren einen sehr schmerzhaften Hautkrebs an der linken Hand hatte. Deborah litt seit 3 Jahren neben der starken nervlichen Belastung an Fibromyalgie, einer besonderen rheumatischen Erkrankung. Sie hatte ununterbrochen starke Schmerzen in Muskulatur, Bindegewebe und Knochen, die sich bei Kälte und Stress noch verstärkten. Nachts konnte sie deswegen nicht schlafen. Obwohl sie alle Möglichkeiten ausprobierten, die sich ihnen boten, konnten sie dennoch kein Mittel finden, was ihre Lebensqualität verbessert hätte. Nach Jahren quälender Schmerzen, großer Ängste und Ratlosigkeit der behandelnden Mediziner fingen beide an, viermal täglich Nonisaft zu trinken. Nach 4 Tagen merkte ihr Mann einen deutlichen Rückgang seiner Schmerzen. Beiden kam es wie ein Wunder vor, dass die tumoröse linke Hand des Mannes annähernd frei von den dunklen Tumormalen war und sich statt dessen quasi über Nacht neue und gesunde Haut bildete.

Bei Deborah stellte sich die Wirkung von Noni erst einmal in Form von einer Erstverschlimmerung ein. Sie erinnert sich daran, dass die Schmerzen am Abend der ersten Einnahme bei jeder Bewegung heftig tobten und „verrückt" spielten. Dennoch gab sie den Glauben an ihre Heilung nicht auf und trank auch am nächsten Tag viermal Nonisaft. Sie spürte, dass der Saft gleich nach seiner Einnahme etwas Neues bewirkt hat. Ihr Vertrauen wurde belohnt. In der darauffolgenden Nacht konnte sie erstmals seit vielen, langen Jahren fast schmerzfrei durchschlafen.

Als die Beiden ihren Erfahrungsbericht schrieben, waren sie bereits vollkommen gesund. „Noni hat uns das Leben wieder zurückgegeben", sagen Deborah und ihr Mann.

Vielleicht hätte sich Carolyn J. Madison (USA) ...

... ihren mehr als elfjährigen Leidensweg ersparen können. Im Oktober 1985 wurde ihr offenbart, dass ihr linker Eierstock einen weit fortgeschrittenen Krebstumor im dritten Stadium aufwies. Er griff bereits auf den Dickdarm über. Die behandelnden Ärzte gaben Carolyn bestenfalls noch 6 Wochen zu leben. Eine Chemotherapie sollte nochmals Hoffnung bringen, doch nach der zweiten Behandlung fiel Carolyn in ein Koma, aus dem sie erst nach 33 Tagen erwachte. Danach blieb der Tumor knapp 1 1/2 Jahre inaktiv, bis er sich im Januar 1987 zurückmeldete. Carolyn unterzog sich daraufhin einer restriktiven Darmoperation und einer anschließenden Chemotherapie. Danach verlor sie ihren Gehörsinn im linken Ohr zu 73 % und im rechten zu 25 %, sie hatte starke Schmerzen, und ihre Beine wurden taub. Darüber hinaus hatte sie immer wässrige Augen und starke Gleichgewichtsprobleme, besonders in der Nacht.
Obwohl die Chemotherapie den Tumor in Schach hielt, verschlechterte sich Carolyns Gesundheitszustand fortlaufend. 1987 erlernte sie alternative Heilmethoden, um ihre Gesundheit zu stabilisieren und zu verbessern. Das Heilwissen half ihr zwar zu überleben, doch die gesundheitliche Wiederherstellung blieb ihr lange verwehrt. Anfang 1997 hat sie erstmals von Noni gelesen und es sofort getrunken. Zwei Wochen dauerte es bei ihr, bis die Schmerzen schwanden, das Gefühl in ihre Beine zurückkehrte und wieder Lebensfreude einkehrte. Seit diesem Tag, der für die 58-jährige Carolyn Madison ein ganz besonderer Tag ist, trinkt sie Noni täglich.

Von einem ganz anderen Problem berichtet Loretta Vrengdenhil, USA:

Ihr machte eine aggressive Schuppenflechte mehr als 7 Jahre lang zu schaffen. Oft flammte die Schuppenflechte gleich mehrmals pro Woche auf und bedeckte dabei annähernd 100 %

ihrer Haut. Ihr ganzer Körper leuchtete rot, begleitet von schrecklichem Juckreiz. Die entzündete Haut schuppte sich unaufhörlich und so schnell, dass Loretta nicht nur mit dem psychischen Problem ihres schuppenbedeckten Äußeren zu kämpfen hatte, sondern auch unter den physischen Folgen zu leiden hatte. Die dünnen und kranken Hautschichten führten dazu, dass sie ständig fror. Die von ihr aufgesuchten Ärzte konnten ihr allesamt nicht helfen, und auch in der Mayo Klinik sagte man ihr nur, dass sie wohl oder übel damit leben müsste. Trotz vieler Fehlschläge und Enttäuschungen gab Loretta die Hoffnung jedoch nicht auf und suchte nach Möglichkeiten, die ständig entzündete, schmerzende und juckende Schuppenflechte loszuwerden. Ihre Nachbarin, Elaine, brachte eines Tages das Gespräch auf Noni. Ein paar Tage später begann sie Noni zu trinken, anfangs über zwei Wochen etwa dreimal und danach zweimal täglich. Nur drei Tage später bemerkte sie erhebliche Veränderungen. Sie berichtet, dass Noni zuerst ihr inneres Wohlbefinden erheblich verbesserte und ihr neue Lebenskraft gab. Etwa drei Wochen nach der ersten Einnahme von Noni verbesserte sich der Zustand ihrer Haut. Die Schwellungen gingen zurück, und die Haut wurde Tag für Tag gesünder und klarer. Nach mehr als sieben Jahren konnte sie sich zum ersten Mal selbst sehen und nicht das, was die Krankheit aus ihr gemacht hat. Als Nebeneffekt der Einnahme von Noni sind Schmerzen in ihrer Schulter verschwunden, die sie mehr als 12 Jahre lang plagten.

● Per e-mail lernte ich – Hendrik Hannes – bei meinen Recherchen Walter und Susan D. aus Arizona kennen. Ich wollte von ihnen wissen, wie sie zu Noni kamen und von welchen Erlebnissen sie wohl berichten konnten. Sie gaben mir eine Antwort, die meine Sicht- und Denkweise veränderte. Beide waren kerngesund, lebten ein erfülltes und zufriedenes Leben und waren mit sich im Gleichgewicht. Nachdem ich keinen Grund erkennen konnte, warum ausgerechnet diese beiden, die ein Paradebeispiel für gesundes Leben sein könnten, Noni tranken, fragte ich sie direkt. Ihre Antwort war: „Weil wir gesund sind!"

Der wirklich einzige Grund für das Trinken von Noni beruhte für sie ausschließlich auf dem einzigartigen Wirkstoffsystem dieser Wildfrucht. Ihre Ernährung wählen sie nach hohen Kriterien aus, bei der Zubereitung gehen sie sehr behutsam und vitalstoffgerecht vor, und so versteht es sich für Walter und Susan von selbst, dieses neue Gesundheitshighlight fest in ihren Ernährungsplan einzubinden. Für sie ist die Gesundheit der „Motor des Lebens". Alles, was keinen direkten Einfluss auf den Motor hat, ist unwichtig. Stirbt der Motor, dann wird alles um ihn herum wertlos. Wird der Motor immer gepflegt und gewartet, mit den besten Schmierstoffen versorgt und nicht überlastet, dann bleibt er gesund und leistungsfähig, wobei er sich zudem gegen schädliche äußere Einflüsse mit erhöhter Widerstandskraft durchsetzen kann.

Zu den Erlebnisberichten der vielen kranken Menschen und ihren Heilerfolgen ziehen sie einen – aus meiner Sicht – durchaus passenden Vergleich, wobei sie keinen Hehl aus ihrer Betroffenheit über das unsägliche Leid der Krankheitskarrieren machten: „Es kann jedem passieren, dass er schlechten Schmierstoff benutzt oder einmal vergisst nachzufüllen, was dann mehr oder weniger heftige Auswirkungen auf den Motor hat. Wer es jedoch rechtzeitig genug bemerkt, bevor der Motor dauerhaft geschädigt ist, muss nur den Motor reinigen, den richtigen Schmierstoff verwenden und ihn behutsam antreiben, damit er das „Lebenselixier" auch in seine entlegensten Wirkungsbereiche verteilt. Innerhalb kürzester Zeit verschwinden die Symptome des „Vitalstoffmangels" und das nur, weil man ihm die Kraftstoffe zuführt, die zum Leben benötigt werden."

Walter vergleicht die Gesundheit deshalb so gern mit einem Motor, weil er in ihr ein biomechanisches System sieht, das zumindest funktionell ganz ähnlich aufgebaut ist. Wie auch der Motor verursacht die Gesundheit festgelegte, begrenze und kontrollierte Reaktionen. Die Gesundheit des Motors basiert dabei auf dem funktionsgerechten Ablauf aller im System ablaufenden Mechanismen. Hätte der Motor permanent genügend Energie und wäre er nicht äußerlichen Fremdeinflüssen ausgesetzt, könnte also den optimalen Funktionszustand selbst aufrechterhalten, dann wäre es sehr unwahrscheinlich, dass es zu Defekten kommt. Daraus leitet sich ab, dass jeder Mensch selbst entscheidet, mit welchen „Kraftstoffen" er seinen „Motor" betreibt und in welchem Maße er ihn belastet. Das Resultat daraus ist die „gute" oder auch „schlechte" Gesundheit. Das Leben, wie wir es kennen, ist das Ergebnis der körperlichen Gesundheit. Aus ihr entsteht Lebensqualität und das natürliche Gleichgewicht, das man benötigt, um bei guter seelischer und geistiger Gesundheit zu bleiben. Damit der Gesundheitsmotor funktionsgerecht und störungsfrei ablaufen kann, muss er also permanent ausreichend und mit der richtigen Energie versorgt werden. Die Qualität der Energie bestimmt Jeder selbst durch seine Ernährung und Lebensweise und nimmt damit direkten Einfluss auf die eigene Gesundheit und auf die Qualität seines Lebens.

Überlegen Sie doch einmal, wie wichtig eine gute Gesundheit für all das ist, was Sie täglich leisten. Bedenken Sie, was Sie noch alles erreichen könnten, wenn sie nicht mehr von Müdigkeit und Unlust gehindert werden, sondern voller Energie die Dinge erledigen, die man beispielsweise gern vor sich herschiebt oder auf die man verzichten muss, weil man sich überfordert fühlt. Versuchen Sie, sich einen Eindruck von dem Status ihrer vorhandenen Lebensenergie zu machen, und fragen Sie sich, ob das wirklich schon das Maximum ist oder ob Sie nicht noch verborgene Ressourcen aktivieren können und wollen.

Die Vitalstoffe im Nonisaft tragen die Voraussetzung in sich, das Energieniveau zu steigern. Stark eingespannte Menschen erzählen fast alle unabhängig voneinander, dass sie seit der Einnahme von Noni besser mit Stress umgehen und ihre innere Ruhe länger und nachhaltiger bewahren können. Insofern könnte sich beispielsweise das Eltern-Kind-Verhältnis intensivieren und an Qualität gewinnen. Noni ist Balsam für den Geist und die Seele der Familie und Nahrung für die mentale Gesundheit. Dies gilt selbstverständlich nicht nur für Eltern, sondern für alle. Die verfügbare Lebensenergie steckt die Grenzen für die individuelle Leistungsfähigkeit, die sich mit steigendem Energieniveau erweitern.

Als ich mich mit den Erlebnisberichten auseinandersetzte, erschien mir jeder wie ein kleines Wunder, das sich von Fall zu Fall wiederholte und von Schicksal zu Schicksal ein anderes Gesicht zeigte. Mein uneingeschränkter Respekt gebührt den Verfassern dieser Berichte, die durch die Hölle gehen mussten, ohne jedoch sich selbst oder den Glauben an ihre Genesung verloren zu haben.

Wissenschaft ist nichts als geordneter und erprobter gesunder Menschenverstand.

(Thomas Henry Huxley)

Kapitel 7

Fragen und Antworten

Beeinträchtigt Noni die Fahrtüchtigkeit?

Nein, auf keinen Fall, da es keine bewusstseinsverändernden, zum Beispiel berauschende, Wirkungen hat, im medizinischen Sinne nicht aufputscht, ruhig stellt oder schläfrig macht und keine Halluzinationen erzeugt.

Kann man von Nonisaft süchtig werden?

Dies ist nicht möglich, da Noni keine suchterzeugenden Substanzen enthält. Noni kann aber bei der Entwöhnung von Suchtmitteln aller Art, wie Nikotin, Alkohol oder anderen Rauschdrogen, eine wertvolle Hilfe sein, wie aus einer ansehnlichen Reihe von Anwender-Erfahrungsberichten hervorgeht. Der wissenschaftliche Entdecker der gesundheitlichen Wirkungen von Noni, Dr. Ralph Heinicke, ist der Ansicht, dass es keine körperliche Entzugserscheinungen gäbe, die mittels Noni bei entsprechend großer Einnahmemenge nicht binnen drei Tagen in den Griff zu bekommen seien, da die Anregung der körpereigenen Xeroninproduktion durch Noni die Zellen des Körpers dazu bewegt, Gifte, Schlacken, Viren und Bakterien freizusetzen und aus dem Organismus auszuscheiden.

Gibt es schädliche Nebenwirkungen bei dem Genuss von Noni?

Uns sind keine bekannt. Die Food & Drug Administration (FDA) in den USA hat Morinda-citrifolia-Früchte nach den Angaben eines führenden Herstellers von Noniprodukten als GRAS (generally regarded as safe = sinngemäß übersetzt „grundsätzlich sicher“) eingestuft. Und dies sogar für Schwangere und

Stillende. Koffein und Aspirin sind für diese Risikogruppen nicht unbedingt sicher ...

Wer Befürchtungen bezüglich etwaiger Nebenwirkungen hat, sollte sich überlegen, dass Noni ein gesundheitsaktiver Fruchtsaft ist, der bereits seit etwa 2000 Jahren in Polynesien und einigen Bereichen Asiens von Millionen Menschen verwendet wurde und wird.

Natürlich können Nebenwirkungen im weiteren Sinne durch Entgiftungs- und Entschlackungsprozesse für einige Zeit in Erscheinung treten. Diese Generalreinigung, die beispielsweise Körperausscheidungen anders riechen lässt, eine belegte Zunge machen und unreine Haut bewirken kann, ist bei jedem auf natürliche Weise wirkende Gesundheitshelfer in irgendeiner Form zu erwarten. Denn wenn der Unrat im Körper bleibt, wird er weiter die Lebensfunktionen behindern und Erkrankungen begünstigen. Fragen Sie im Zweifelsfall vor der Anwendung von Noni einen naturheilkundlich versierten Mediziner.

Können Schwangere und Stillende Noni zu sich nehmen?

Ja! Es ist sogar besonders zu empfehlen, frühzeitig einer werdenden Mutter Nonisaft zu geben, um die Vitalstoffversorgung zu optimieren und so dem Körper wichtige Leistungsreserven zu erschließen. Außerdem helfen bestimmte Inhaltsstoffe der Nonifrucht, auf natürliche Weise ausgeglichen, gut gelaunt und nervlich belastbarer zu sein. Gerade für frischgebackene Eltern ist dies oft sehr wichtig ...

Dürfen Kinder Noni trinken?

Die gesundheitsstabilisierenden Faktoren von Noni helfen Kindern jedes Alters dabei, auf ganz natürliche Weise mehr Vitalstoffe aus der Nahrung aufzunehmen, psychisch belastbarer zu sein und eine robuste Gesundheit zu erhalten. Gerade Schulkinder können ihre Leistungskraft, Konzentrations- und Lernfähigkeit so wirksam stärken. Jugendliche in der Pubertät haben nach den uns vorliegenden Erfahrungsberichten oft deutlich geringere Probleme mit unreiner Haut und sind ausgeglichener.

Dürfen Tiere Noni bekommen?

Tiere reagieren im Allgemeinen sehr gut auf den exotischen Fruchtsaft. Wichtig ist neben der wie beim Menschen zu beobachtenden Verbesserung des Stoffwechsels und des Immunsystems auch die Parasiten abtötende beziehungsweise austreibende Wirkung. Noni hat sich bei der Bekämpfung von 7 Parasitenarten als wirksam erwiesen.

Dürfen Diabetiker Noni trinken?

Die in der üblichen Tagesportion von zwei Esslöffeln enthaltene Menge von Kohlenhydraten ist gering, trotzdem sollten Diabetiker diese in ihre Berechnungen mit einbeziehen. Generell ist Noni eine wichtige Hilfe für Diabetiker. Der Saft wird seit Jahrhunderten von den Kahuna, den traditionellen Heilern der polynesischen Inselwelt, zur Behandlung von Diabetes eingesetzt.

Schadet die Gewinnung von Noni der Umwelt?

Nein, Noni wird durch Wildpflückung gewonnen. Die Pflanze ist in der gesamten polynesischen Inselwelt und in einigen Teilen Asiens sehr verbreitet. Das Pflücken der Früchte schadet der Pflanze zudem nicht.

Kann der Nonisaft überdosiert werden?

Nein, ebensowenig, wie es eine Überdosierung für Orangensaft oder ähnliche Fruchtsäfte gibt. Noni ist keine Arznei, sondern ein gesundheitsaktives Lebensmittel. In den USA hat sich für so etwas in den letzten Jahren die Bezeichnung „Nutrication" eingebürgert. Natürlich sollten Sie aber auf etwaige Heilreaktionen achten, die sich jedoch in Form von Entgiftungsreaktionen bei jedem natürlich wirkenden, gesundheitsfördernden Mittel ergeben können. Denn: Bleiben die Gifte und Schlacken in den Zellen, stiften sie weiter Unruhe und tragen zur Entstehung von Gesundheitsproblemen sowie zu verminderter Leistungsfähigkeit bei. Werden die Schlacken und Gifte aus den Zellen gelöst, treten sie in das Blut und die Lymphe ein und werden in ihren disharmonischen Wirkungen direkter wahrgenommen. Aber: Jetzt können die Störenfriede auch aus dem Körper befördert werden!

Wie schnell hilft Noni?

Dies ist von Mensch zu Mensch natürlich unterschiedlich. Wenn die Empfehlungen, die wir in diesem Buch in Bezug auf Dosierung und Anwendung gegeben haben, berücksichtigt werden, sollten sich innerhalb von einem bis vier Monaten deutliche Verbesserungen in der körperlichen und/oder seelisch-geistigen Verfassung einstellen.

Hilft Noni jedem und immer?

Nein, natürlich nicht. Es ist nicht das berühmte, wenn auch nur in Legenden auftretende Schlangenöl, das jede Krankheit zuverlässig und blitzschnell kuriert. Aber es hilft sehr vielen Menschen in sehr vielen Fällen. Und da es bisher unseres Wissens noch keinem, mit der Ausnahme leichter, nach der Absetzung des Saftes rasch und folgenlos abklingender allergischer Reaktionen, wirklich geschadet hat, ist es einen Versuch wert, einmal ein Vierteljahr gründlich zu testen, ob Sie nicht auch zu der großen Gruppe von Menschen gehören, denen Noni helfen kann, körperlich und geistig leistungsfähiger und belastbarer zu werden oder den Gesundheitszustand zu verbessern.

Sind allergische Reaktionen durch den Genuss von Noni möglich?

Ja, denn Allergien können so ziemlich gegen alles und jedes entwickelt werden. Eine nicht unbeträchtliche Anzahl von Menschen leidet zum Beispiel an Orangensaftallergie – sogar meist, ohne dies zu wissen! Denn kaum jemand würde wohl ohne entsprechende Fachkenntnisse auf die Idee kommen, seine Schwächeanfälle, seine Verdauungsstörungen oder Hautrötungen könnten von etwas so Ungefährlichen wie Orangensaft herrühren. Nun, Orangensaft ist genauso harmlos wie Nonisaft oder Apfelsaft. Allergien haben nichts mit einer Reaktion auf Giftigkeit oder ähnlichem zu tun. Eine Allergie ist eine Art Abwehrreaktion des Körpers auf etwas, das objektiv gar nicht gefährlich ist. Es ist eine Verwechslung, eine Art Kurzschluss im Regelsystem des Körpers. Diese Fehlschaltung kann generell in Bezug auf jede Substanz stattfinden. Deswegen sollten Menschen, die allergisch auf Zitrusfrüchte oder andere exotische Früchte reagieren mit dem Einverständnis des behandelnden Mediziners ihre individuelle Verträglichkeit von Nonisaft mit einer geringen Menge testen. Ergeben sich keine allergischen Reaktionen, ist keine Gefahr zu befürchten. Entwarnung darf aber bei einem Allergiker nur der behandelnde Mediziner geben!

Übrigens reagieren unseres Wissens absolut nicht alle Menschen mit Allergien gegenüber Zitrus- oder anderen exotischen Früchten gleichfalls allergisch auf Noni. Allergiker sollten unbedingt einmal Noni ausprobieren. Es hat schon vielen Menschen geholfen, allergische Reaktionen abzubauen! Nach uns vorliegenden Berichten von Studien aus den USA haben weniger als 1 % der Anwender irgendwie allergisch reagiert.

Darf Noni zusammen mit Medikamenten eingenommen werden?

Noni sollte nicht ohne Abstimmung mit dem behandelnden Mediziner im Zusammenhang mit Immunsuppressiva, also die Funktion des Immunsystems unterdrückenden Arzneien angewendet werden, da Noni ja wesentliche Teile des Immunsystems stärkt. Besonders ist bei Chemotherapien und der Nachbehandlung bei Organtransplantationen achtzugeben. Es gibt zwar, wie schon an verschiedenen Stellen in diesem Buch erwähnt, Hinweise darauf, dass Noni sich gut mit einigen Chemotherapeutika wie etwa Fluororacil verträgt und sich sogar Synergieeffekte ergeben. Dies ist aber noch nicht endgültig bestätigt.

Chemische Medikamente sollten nicht direkt zusammen mit Noni eingenommen werden, da gegenseitige Behinderungen in der Wirkung durch die im Darm wirkenden Enzyme des Nonisaftes auftreten können. Sind die Medikamente – oder Noni – erst einmal im Stoffwechsel, gibt es nach allen uns vorliegenden Informationen keine Probleme mehr. Im Zweifelsfall sollten Sie den behandelnden Mediziner um Rat fragen.

Kann Noni gleichzeitig mit Genussgiften verwendet werden?

Noni sollte nicht zeitgleich mit Alkohol, sonstigen Rauschdrogen, Tabak oder Kaffee konsumiert werden. 15 bis 20 Minuten Abstand sollten in den meisten Fällen ausreichen.

Anhang 1

Wichtige Inhaltsstoffe des Nonisaftes

Alanin (Aminosäure, wichtig für Stoffwechsel von Zuckern und organischen Säuren, Diätetikum; Lebertherapeutikum)

Alimemazin (Antidotstoff; Histamin-H_1-Rezeptorblocker [Neuroleptikum], antitoxisch)

Alizarin (Glykosid)

Alkaloide (Alkali-ähnlich reagierende, Stickstoff enthaltende Kohlenstoffverbindungen; hoch bioaktiv, mit vielfältigen, meist sehr spezifischen Wirkungen. Es gibt Alkaloide, die zum Beispiel als Betäubungs-, Rausch- und besondere Heilmittel, aber auch als Gifte wirken. Einige bekannte A. sind: Koffein; Strychnin; Nikotin; Kokain; Morphin; Theobromin. In geringer Dosierung wirken sie oft sinnvoll, angenehm, heilend, in hoher Dosierung häufig giftig.)

Arginin (Aminosäure, essenziell für Kinder, wichtig für die Ammoniakentgiftung im Körper)

Anthrachinone (Bitterstoffe, Anregung der Verdauung, gegen Herzinfektionen mit Staphylococcus; gegen Infektionen mit Shegella Ruhrbakterien)

Aspartat (Neurotransmitter)

Asperulosid (Iridoidglykosid)

Bioflavonoide (Vitamin P [= Permeabilitätsfaktor], diverse positive Wirkungen auf Organe und Stoffwechsel; wichtig zur Aufnahme und Aktivierung von Vitamin C; Kräftigung der Kapillargefäße; verhindern die Zerstörung von Vitamin C durch Oxydation; sie wirken gegen Entzündungen, Allergien; anregende [östrogene] Wirkung auf die Sexualorgane. Einige bekannte B. sind: Citrin, Rutin und Rutosid.)

Caprylsäure (antimykotisch)

Capronsäure (fungizid; insektizid)

Carbonate (Mineralsalze der Kohlensäure; wichtigste Puffersysteme des Körpers. Sie sind Regulatoren größerer Schwankungen zum Beispiel des pH-Wertes im Körper. Sie haben wichtige Aufgaben bei der funktionsgerechten Enzymkatalyse als Proteinpuffer, Regler des pH-Wertes.)

Carotinoide (Provitamin A, beinhaltet Alpha-, Beta- und Gammakarotin; Isoprenderivate; antioxydative Wirkung besonders auch bei Schäden durch UV-Strahlung)

Cystin (Aminosäure, hilft bei perniziöser Anämie, Eiweißmangelschäden, Hauterkrankungen, Lebererkrankungen)

Damnacanthal (Alkaloid; steigert die Abwehrkräfte durch Erhöhung der Fresszellenproduktion; hemmt manche Tumorzellen in Bezug auf Zellteilung)

Eisen (Metall; Sauerstofftransport; existenziell wichtiges Spurenelement zur Produktion von Hämoglobin, Myoglobin und bestimmten Enzymen; Sauerstoffspeicherung in der Muskulatur. Sehr wichtig für den Stoffwechsel der B-Vitamine. Nur etwa 8 % des mit der Nahrung aufgenommenen Eisens können von der Verdauung verwertet werden. Es kann daher sehr leicht zu Defiziten kommen. Außerdem behindern Kaffee, Schwarzer Tee, einige Sorten Obst und Gemüse, Phosphate und Eigelb die Eisenaufnahme in der Verdauung. Bei Mischkost [Fleisch und Gemüse] werden durchschnittlich höchstens 15 % des enthaltenen Eisens auch wirklich in den Stoffwechsel aufgenommen. Gebraucht werden täglich etwa 10 mg, bei menstruierenden Frauen sind eher 15 mg nötig. Bei Vegetariern liegt sehr häufig ein ernährungsbedingtes Defizit vor! Erhöhter Eisenbedarf entsteht unter anderem im Wachstum, während der Schwangerschaft und Stillzeit. Frauen verlieren fast doppelt so viel Eisen wie Männer durch die monatliche Regel.)

Enzyme (spezielle Proteine, beschleunigen beziehungsweise ermöglichen als Biokatalysatoren Auf- und Abbauprozesse. Sie werden durch Xeronin wahrscheinlich stabiler in ihrem räumlichen Aufbau, was eine wesentliche Voraussetzung für die Erfüllung ihrer Funktionen ist.)

Glukopyranose (Zuckerstoff; Kohlenhydratstoffwechsel, Regulierung des Blutzuckers; als Monosaccharid wichtig für Zellernährung und -stoffwechsel)

Glutamat (wichtiger Neurotransmitter; Aufgaben: Vermittlung von Sinneswahrnehmungen, Funktionen der Motorik, Lernfähigkeit, Erinnerungsvermögen)

Glycin (Aminosäure; Strukturträger von Kollagen; zusammen mit GABA der wichtigste inhibitorische Neurotransmitter, Kontrolle der Motorik; Wundheilung)

Glycoside (Zuckerverbindungen; große Gruppe von bioaktiven Stoffen mit vielfältigen Funktionen; zum Beispiel: antibiotisch, antioxidativ, bei Herzkrankheiten [Digitalisglykosid])

Histamin (biogenes Amin; über H_1-Rezeptoren Steuerung der Kontraktion der glatten Muskulatur in Darm, Uterus, Bronchien, großen Gefäßen [80 Fm], Koronargefäßen. Beeinflusst die Schlagfrequenz des Herzens. Über H_2-Rezeptoren: Stimulation der Magensäuresekretion; über H_3-Rezeptoren: Hemmung der eigenen Freisetzung.)

Isoleucin (essentielle Aminosäure; nährt den Stoffwechsel; Proteinsynthese. Wird zu vielen biochemischen Prozessen gebraucht; Mangelerscheinungen und Funktionsstörungen können zu schweren Stoffwechselkrankheiten führen!)

Co-Faktoren (für die Funktionsfähigkeit von Enzymen benötigte Hilfsstoffe)

Kohlenhydrate (Energielieferanten)

Leucin (essentielle Aminosäure; Lebertherapeutikum)

Lysin (essentielle Aminosäure; wichtig für Kinder und Jungtiere zur Knochenbildung, Störungen im Säure-Basen-Haushalt; Produktion von Antikörpern, Hormonen und Enzymen)

Magnesium (Metall; aktiviert alle biochemischen Aktionen, an denen ATP [Adenosintriphosphat, ein zentraler Energiespeicher und Energietranssportstoff] beteiligt ist, wichtig für die Knochen, aktiviert viele Enzyme, hauptsächlich bei der Biosynthese von DNS und RNS [Speicher der Erbgutinformationen]. Wichtig für den Calcium-, Kalium- und Phosphorstoffwechsel sowie die Funktionen von Vitamin C. Calciumantagonist, wirksam gegen Kalkablagerungen.)

Methionin (essentielle Aminosäure, gegen Harnweginfektionen und chronische Niereninsuffizienz (eingeschränkte Fähigkeit der Nieren, harnpflichtige Substanzen auszuscheiden; wichtigster physiologischer Lieferant von Methylgruppen und Schwefel; Störungen bei der Methioninresorption können zu geistiger Behinderung, Krämpfen, stinkenden Durchfällen und weißen Haaren führen.)

Morindadiol (Alkaloid; krebshemmende Wirkung; noch nicht sehr umfassend erforscht.)

Morindin (Alkaloid; krebshemmende Wirkung; noch wenig erforscht)

Pflanzensterole (auch als Sterine bezeichnet; Bestandteile des Protoplasmas aller lebenden Zellen)

Phenylalanin (Aminosäure; sehr wichtig für den gesamten Stoffwechsel. Kommt in fast allen Proteinen vor. Defizite und Funktionsstörungen können zu schweren Organ- und Stoffwechselkrankheiten führen.)

Prolin (Aminosäure, unter anderem ein wichtiger Bestandteil des Kollagens)

Proteine (Eiweiße)

Proxeronase (Enzym; Hilfsstoff zur Herstellung von Xeronin, wirkt als katalytischer Transformator; kommt im menschlichen Körper vor.)

Proxeronin (Substrat; Ausgangsstoff für die Biosynthese von Xeronin, wird als Substrat durch Katalyse mit Proxeronase und Serotonin zu Xeronin; kommt in größeren Mengen in Ananas, Papaya und Noni vor.)

Scopolamin (Alkaloid; Pupillenerweiterung, Prophylaxe gegen Reisekrankheit. Als Parasympatholytikum hemmt S. die Erregungsübertragung zu den parasympathischen Nervenenden.)

Scopoletin (erweitert verengte Blutgefäße, gegen Überforderung des Herzens, zur Blutdrucknormalisierung, entzündungshemmend, Antihistaminikum, hilft gegen Arthritis, Bursitis [Schleimbeutelentzündung], Sehnenscheidenentzündung, Allergien)

Serin (Aminosäure)

Serotonin (biogenes Amin; Mediatorsubstanz, Neurotransmitter, beeinflusst Stimmung, Schlaf-Wach-Rhythmus, Nahrungsaufnahme, Schmerzwahrnehmung, Körpertemperatur; Zentralnervensystem; wirkt antidepressiv, fördert die Verdauung, Hilfsstoff bei der Biosynthese von Xeronin zusammen mit Proxeronin und Proxeronase)

Serotoninvorstufen

Sitosterol (Senkung der Blutfettwerte; wichtig für eine normale Prostatafunktion; Unterstützung des Fettstoffwechsels)

Spurenelemente (Physiologische Bionährstoffe. Wichtig zur Aufrechterhaltung der Biosynthese. Werden bei fast allen biochemischen Reaktionen benötigt.)

Terpene (in Pflanzen häufig vorkommende Stoffe: ungesättigte Kohlenwasserstoffe, deren Funktionen im menschlichen Stoffwechsel noch nicht genau geklärt sind. Antioxidative Eigenschaften.)

Tryptophan (essentielle Aminosäure; Ausgangsstoff für die Biosynthese von Tryptamin, Serotonin, Melatonin, Nicotinsäure. Antidepressivum, Schlafmittel)

Tyrosin (Aminosäure; Vorstufe bei der Biosynthese von Dopamin, Adrenalin, Thyroxin und Melaninen)

Uronsäure (Entgiftung; beinhaltet Glukorensäure, die in der Leber zur Entgiftung gebildet wird.)

Valin (essentielle Aminosäure; wichtiger Faktor zum biochemischen Abbau verschiedener Aminosäuren und ungeradzahliger Fettsäuren. Trägt wesentlich zur Eiweißproduktion bei. Defizite können zu Azidose, Eiweißreduktion und Stoffwechselstörungen führen.)

Vitamine (Organische Substanzen, die vom menschlichen Körper für die Aufrechterhaltung seiner Lebensfunktionen gebraucht werden und mit der Nahrung zugeführt werden müssen.)

Xeronin (Alkaloid; Proteinmodulator und _stabilisator, Energielieferant für Proteine, aktiviert mehr als 220 Enzyme; entsteht aus der Reaktion von Proxeronin und Proxeronase unter Mithilfe von Serotonin.)

Bisher wurden über 150 Nähr- und Vitalstoffe im Nonisaft wissenschaftlich nachgewiesen. In der obigen Liste sind nur die Wichtigsten genannt. Hier noch einige Inhaltsstoffe mit prozentualer Inhaltsangabe. Die angegebenen Werte sind als Circawerte zu verstehen, denn Noni ist ein Naturprodukt und unterliegt den entsprechenden natürlichen Abweichungen in der Zusammensetzung, die zum Beispiel durch den Boden, die Jahreszeit, die Ernte und ähnliches bedingt sind.

Die Angaben beziehen sich auf 1 Unze (28,35 g) Nonisaft.

Vitamin A	5,8	I. E.	0,117	%
Vitamin C	6,29	mg	10,0	%
Calcium	6,6	mg	0,67	%
Eisen	0,088	m	0,6	%
Vitamin E	0,35	I. E.	0,78	%
Vitamin B_1	0,029	mg	0,196	%
Vitamin B_2	0,029	mg	0,17	%
Niacin	0,47	mg	0,735	%
Vitamin B_6	0,038	mg	1,91	%
Folsäure	7,35	µg	1,84	%
Vitamin B_{12}	0,097	µg	1,62	%
Biotin	1,47	µg	0,49	%
Pantothensäure	0,147	µg	1,47	%
Phosphor	2,058	mg	0,205	%
Magnesium	3,088	mg	0,772	%
Zink	0,047	mg	0,313	%
Kupfer	0,006	mg	0,294	%

Weitere in geringen Mengen enthaltene Inhaltsstoffe:

Chrom	0,147	mg
Mangan	0,25	mg
Molybdän	0,294	mg
Natrium	12,35	mg
Kalium	28,52	mg

Kohlenhydrate insgesamt:

Fructose	1,2	g
Glucose	1,1	g
Fiber	0,7	g

Noni enthält keine Fette.

Anhang 2

Wissenswertes über Proteine

Einführung

Bei unserer Arbeit an diesem Buch waren wir sehr beeindruckt von der gesundheitlichen Wirkkraft von Noni. Dabei interessierte uns vor allem, was eigentlich der Auslöser für die weitreichenden gesundheitlichen Auswirkungen der Südseefrucht ist.

Sicherlich liegt es auch den vielen Vitaminen, Mineralstoffen, Spurenelementen und Alkaloiden, die zusammen mit dem beeindruckenden Enzymreichtum eine wirkungsvolle und auf synergetische Weise gesundheitsfördernde Komponente bilden.

Dennoch stellte sich uns die Frage, ob ausschließlich diese Wirkstoffe einen so großen Einfluss auf die gute Gesundheit haben oder ob sich noch mehr dahinter verbirgt. Auffallend bei Noni ist vor allem der große Proteinreichtum, der etwa 80-mal höher ist als der der Ananas.

Könnte hier der Schlüssel zu der Heilkraft von Noni liegen?

Wir wollten diesen Punkt genauer betrachten und blickten etwas hinter die Kulissen der Arbeit der Proteine.

Proteine sind wichtige Biofunktionsträger

Das Wort „Protein“ leitet sich aus dem griechischen Wort „proteios“ ab, was so viel wie „grundlegend“ oder „primär“ bedeutet. Proteine sind für den Menschen so wichtig, dass sie in nahezu allen Nahrungsmitteln enthalten sind. Wie eminent wichtig Proteine sind, zeigen die Folgen bei ernährungsbedingten Defiziten oder genetisch vererbten Krankheiten. Das Gleichgewicht des Stoffwechsels wird gestört, indem Proteine fehlen, nicht verarbeitet werden können, zu wenig Co-Faktoren zur weiteren Verarbeitung vorhanden sind, die Aufnahme, Weiterverarbeitung sowie die Resorption durch biochemische Funktionsstörungen (beispielsweise Stoffwechselstörungen) blockiert werden. Darüber hinaus gibt es noch eine Menge weiterer Faktoren, die zu oftmals weitreichenden Fehlfunktionen führen können, mit teilweise erheblichen Auswirkungen auf den guten Gesundheitsstatus.

Zu allererst sollten wir uns einmal vor Augen führen, welche Aufgaben Proteine genau haben.

Die Familie der Proteine

Die 11 Proteine, die wir Ihnen im Folgenden vorstellen, haben sehr unterschiedliche Formen und Funktionen. Ihre Wirkungs- und Arbeitsweise werden Ihnen die existentielle Wichtigkeit dieses Bausteins eindrucksvoll vor Augen führen. In diesem Zusammenhang ist es wichtig zu wissen, dass jedes Protein im Grunde genommen nur eine komplexe Verflechtung der 23 α-Aminosäuren ist. Zusammen mit Stickstoff entstehen aus den Aminosäuren Tausende von verschiedenen Proteinen. So haben die Aminosäuren eine primäre Bedeutung, zumal der Körper nur 14 der wichtigen Proteinbausteine selbst herstellen oder – mit dem Fachbegriff – synthetisieren kann. Die anderen 8 Aminosäuren müssen über die Nahrung zugeführt werden und werden daher als „essentielle"oder zufuhrbedingte Aminosäuren bezeichnet. Doch später mehr dazu.

Proteine sind eine Komponente zur Deckung des täglichen Energiebedarfes. Ihr Brennwert entspricht dem von Kohlenhydraten. Das bedeutet, dass jedes Gramm Protein 4 Kalorien zur Deckung des Tagesenergiebedarfes beisteuert. Im Vergleich dazu hat 1 Gramm Fett einen Brennwert von 9 Kalorien.

Die verschiedenen Untergruppen der Proteine und ihre Funktionen stellen wir Ihnen jetzt vor:

1. Enzyme

Die mehr als 10000 verschiedenen und höchst spezifischen Enzyme bilden dic größte Gruppe der Proteine. Nur etwa 2000 verschiedene Enzyme sind bisher nach Art und Funktionsweise wissenschaftlich ausgewertet. Sie beschleunigen biochemische Prozesse, produzieren Substanzen für eine Unmenge von Stoffwechselprozessen, bauen organische Schadstoffe ab, haben wichtige Funktionen im Zellstoffwechsel und sind wichtige Faktoren bei der Gewinnung sowie Verteilung von Nähr- und Vitalstoffen. Daneben haben sie noch viele weitere wichtige Aufgaben, die nicht minder dazu beitragen, gesund zu bleiben oder es auch wieder zu werden, wie im weiteren Verlauf noch dargestellt wird.

2. Hormone

Diese Gruppe der Proteine hat die primäre Funktion von chemischen Signalstoffen, die in speziellen Körpersegmenten produziert werden. Über das Blut gelangen sie in ihre Bestimmungsorgane, wo sie bereits in kleinsten Mengen den Organstoffwechsel beeinflussen.

Man unterscheidet 4 Hormongruppen:

- ***Steroidhormone*** (Östrogene, Gestagene, Androgene, Glukokortikoide, Mineralokortikoide und Calciferole). Verarbeitet werden diese Hormone vom Hypothalamus-Hypophyse-System. Sie werden in der Leber inaktiviert und in wasserlöslicher Form weitergegeben. Die Ausscheidung erfolgt zu 30 – 60 % über die Nieren. 10 % werden über den Darm ausgeschieden, der Rest wird im Kreislauf resorbiert.

- *Peptid- oder Proteohormone* (auch Releasing-Hormone genannt, beispielsweise Oxytocin und Vasopressin). Aus ihnen entstehen zum Beispiel Insulin sowie die meisten Gewebehormone.
- *Von Aminosäuren abgeleitete Hormone* (Amine). Diese Hormone sind bekannt als Adrenalin, Noradrenalin oder auch Endorphine. Sie funktionieren als Neurotransmitter zu allen efferenten* Synapsen des Parasympathikus und allen prä- und eigenen postganglionären efferenten Synapsen des Sympathikus (zum Beispiel Schweißdrüsen).
- *Lipophile Hormone.* Sie sind von ungesättigten Fettsäuren abgeleitet wie zum Beispiel die Prostaglandine. Ihre Aufgabe ist es, nach dem Passieren der Zellmembran spezifische intrazelluläre Rezeptoren zu binden, was sehr wichtig ist für den funktionsgerechten Zellstoffwechsel.

3. Membranproteine

Die Membranproteine haben eine wichtige Funktion bei der Bereitstellung von Grundsubstanzen für den Membranaufbau und sind somit in hohem Maße dafür verantwortlich, dass die Zellen gesund und widerstandsfähig bleiben.

4. Kontraktive Proteine (zum Beispiel Aktin, Myosin und viele andere mehr)

Diese Proteingruppe ist die Basis für den Muskel- und Energiestoffwechsel (ATP). Sie beleben und setzen Energie frei, um den Körper leistungsfähig zu machen.

---

* efferent = von einem Organ herkommend

5. Stütz- und Gerüstproteine (Kollagen, Elastin, Kreatin und viele andere mehr)

Sie kommen hauptsächlich in Knorpel, Knochen und Bindegewebe vor. Diese Hormone werden auch zur Herstellung von Hautersatz verwendet. Kreatin beispielsweise ist wichtiger Bestandteil der ATP-Synthese, über die die Muskulatur mit Energie versorgt wird.

6. Plasmaproteine (Albumin)

In dieser Gruppe finden sich mehr als 100, meist zusammengesetzte Proteine. Ihre Synthese erfolgt in der Leber, von wo aus sie primär dazu beitragen, dass Protoplasma, Blutplasma und Körperflüssigkeiten gebildet und sowohl Defizite als auch Überschüsse beseitigt werden.

7. Transportproteine

Die Proteine dieser Gruppe kann man auch als Schlüssel-Proteine für die zelluläre Versorgung sehen. Sie transportieren Nährstoffe in die Zelle, indem sie mit einem speziellen Code die Zellmembran passieren können. Diese Eigenschaft ist darüber hinaus auch sehr wichtig, um Zellmüll aus der Zelle zu schleusen.

8. Antikörper

Wie der Name schon sagt, ist diese Gruppe der Proteine grundlegend für die Bildung und korrekte Funktionsweise von Antikörpern verantwortlich.

9. Faktoren der Blutgerinnung

Sie stellen die primäre Grundlage zur Produktion und funktionsgerechten Wirkungsweise der Blutgerinnungsfaktoren dar.

Fehlfunktionen oder Defizite können beispielsweise die Bluterkrankheit zur Folge haben.

10. Alloantigene (auch Isoantigene)

Lösliches oder auf der Zelloberfläche sitzendes Antigen. Fehlt das Antigen bei einem Stoff, dann wird meist eine Immunantwort (Immunreaktion) des Organismus ausgelöst. Man könnte diese Proteine somit auch als Kommunikationssystem des Immunapparates sehen. Daneben gibt es die Histokompatiblitätsantigene, deren Aufgabe es ist, alle kernhaltigen Zellen außer Sperma und Thrombozyten zu überwachen und notwendige Immunrapporte abzugeben.

11. Reserve- oder Depotsubstanzen

Notreserven, um die Energieversorgung auch dann zu gewährleisten, wenn die äußere Zufuhr unterbrochen ist oder biochemische Defekte und Fehlfunktionen auftreten.

Damit sind nun alle Proteine aufgeführt und in ihrer Funktion kurz beschrieben. Natürlich kann dies nur ein kleiner Abriss aus dem gesamten Volumen der Arbeits- und Wirkungsweise von Proteinen sein, der lediglich Aufschluss darüber geben soll, wie elementar wichtig Proteine sind und wie eng verflochten diese mit annähernd allen biochemischen Prozessen sind. Die immens große Ansammlung an Proteinen in Noni ist sicher ein wichtiger Faktor, der zu den gesundheitsfördernden Eigenschaften von Noni beiträgt. Daneben benötigen Proteine viele verschiedene Co-Faktoren, um sich in wirkungsaktive Untergruppen-Proteine zu verwandeln. Dabei benötigt das Urprotein Vitamine, Mineralstoffe, Co-Enzyme, Aminosäuren sowie viele weitere Stoffe, die zu einem großen Teil im Nonisaft vorkommen. So greift Noni mit seinen Nähr- und Vitalstoffen sowohl direkt in den Proteinzyklus ein als auch indirekt durch die Bereitstellung von Stoffen, die als Zwischenprodukte fungieren, die dann wiederum in die Proteinsynthese eingehen.

Wie wichtig Proteine und deren Arbeitsweise sind und welche gravierenden Folgen eine Funktionsstörung haben kann, zeigen die verschiedensten Krankheiten, die auf eine gestörte Proteinverwertung zurückzuführen sind. Der deutschstämmige Nobelpreisträger in Biochemie, Günther Blobel, befasst sich seit Jahren mit Proteinen und deren komplexen Wirkungsmechanismen, deren Ausläufer sich auf alle Bereiche des Organismus erstrecken. Besonders galt sein Interesse dem komplexen Eiweißtransport innerhalb der Zellen. Störungen innerhalb dieses Prozesses können nach seinen Forschungen zu Krankheiten wie „Mukoviszidose" und vielen anderen schweren Gesundheitsstörungen führen. Mit fortschreitenden Erkenntnissen wird immer klarer, wie enorm wichtig es ist, das Gleichgewicht des hochsensiblen Proteinsystems zu erhalten.

Zusammenfassung der Forschungsergebnisse von Medizin-Nobelpreisträger (1999) Günther Blobel

Unter der Überschrift „Platzanweiser für Proteine" veröffentlichte Günther Blobel seine Forschungsergebnisse über den komplexen Eiweißtransport innerhalb der Zellen.

Der deutschstämmige Biochemiker Günther Blobel lebt seit 1967 in New York. Dort entschlüsselte er an der Rockefeller University die komplizierten Details des Verteiler- und Transportsystems der Proteine innerhalb der Zelle. Welche Bedeutung die Forschungsergebnisse haben, wird verständlich, wenn man genauer in eine Zelle blickt. Über eine Milliarde Proteine schwirren dort herum, die nicht nur regelmäßig erneuert werden müssen, sondern die auch in diesem augenscheinlichen Chaos zur richtigen Zeit am richtigen Ort sein müssen. Um dorthin zu kommen, müssen sie so manche Barriere überwinden. Da alle Bestandteile einer Zelle von fetthaltigen Schutzhüllen umgeben sind, benötigen die Proteine einen speziellen Code, um diese zu durchdringen. So gelingt es nur dem passenden Eiweißmolekül, die Membran zu seinem Bestimmungsort zu durchdringen. Günther Blobel erkannte erstmals, dass die meisten Eiweißstoffe einen „Adressaufkleber" besitzen, der sich aus einer Kette von Aminosäuren am Ende des Proteins zusammensetzt. Nur mit diesem Code können sie die Zelle passieren. Bei manchen Proteinen wird dieser Code beim Passieren der Membran eingezogen, womit der Rückweg versperrt ist.

Bereits Ende der siebziger Jahre wies Blobel nach, dass sowohl pflanzliche als auch tierische und menschliche Proteine über topogene Signale* verfügen. Die Folgen aus dieser Erkenntnis waren gigantisch. Mediziner und Physiologen entdeckten neue Ursachen für bislang scheinbar unheilbare Krankheiten. Meistens sind diese Krankheiten auf unzulängliche Codeetiketten oder auf Codierungsfehler zurückzuführen. Wenn es der Wissenschaft gelingt, Einfluss auf die topogenen Signale zu gewinnen und Codierungen zu verändern, dann eröffnen sich neue Möglichkeiten im Kampf gegen viele Krankheiten, denen man heute noch hilflos gegenübersteht.

---

* Das ist der obengenannte „Adressaufkleber" in Form einer Aminosäurenkette am Ende des Proteins

Wie kann man seinen Proteinbedarf feststellen ?

Der Proteinbedarf des Einzelnen ist sehr unterschiedlich und von vielen Faktoren abhängig. Dazu gehören zum Beispiel der eigene Gesundheitsstatus, Alter und Größe aber auch das persönliche Lebensumfeld sowie die Ernährungs- und Lebensgewohnheiten. Damit man aber nicht völlig orientierungslos ist, kann man sich mit einer simplen mathematischen Gleichung die für sich ausreichende Menge an Proteinen errechnen. So erhält man einen zuverlässigen Richtwert, an dem man sich orientieren kann, um Defiziten vorzubeugen. Stellen Sie sich vor, sie wüssten Ihren ganz exakten Bedarf an Proteinen, dann sind Sie genau so schlau wie vorher, denn woher sollten Sie nun wissen, welche und wie viele Proteine zum Beispiel in einer Papaya enthalten sind und wie viel man dann essen müsste, um seinen Bedarf exakt zu decken. So sollte man sich besser an Richtwerte halten, die sich aus der Praxis heraus bewährt haben und die leicht mit wenig Aufwand ermittelt werden können.

Damit Sie nun an Ihren Richtwert kommen, müssen Sie Ihren Gewichtsschlüssel herausfinden, der altersabhängig ist.

Alter (Jahre)	1 - 3	4 - 6	7 - 10	11 - 14	15 - 18	ab 19
Gewichtsschlüssel	0,90	0,75	0,61	0,50	0,44	0,40

Die Gleichung lautet:
Ihr Gewichtsschlüssel x Ihr Körpergewicht (in Pfund!) = Ihr Proteinbedarf

Beispiel:
Bei einer Person, die 34 Jahre alt ist und 75 kg wiegt, ergibt sich folgender Proteinbedarf:

0,40 x 150 = 60 g Protein

Bei den meisten Lebensmitteln ist der Proteingehalt auf der Packung angegeben. So kann man seinen Bedarf relativ genau bestimmen und beobachten.

In der Nonifrucht finden sich nicht nur immense Ansammlungen von Proteinen, sondern auch die vielen wichtigen Co-Faktoren, die für eine störungsfreie und funktionsgerechte Wirkungsweise notwendig sind. Viele sehr wichtige Proteine, die beispielsweise als Hormone, Antikörper oder Enzyme wirkungsaktiv sind, benötigen quasi als Treibstoff weitere Stoffe, deren Zufuhr primär vom Nährstoffgehalt in der Nahrung abhängig ist, der mit steigendem Bedarf drastisch schwindet. Die Nährböden sind ausgelaugt und verlieren unaufhaltsam an Nährstoffqualität, weil die wachsende Zahl der Erdbewohner stetig zunimmt und genährt werden möchte. Hier liegt auch der Grund für die weltweite „Unterernährung", die auch in den reichen Industrienationen unerkannt das Gesundheitsgleichgewicht drastisch beeinträchtigt. Die Unterernährung bezieht sich dabei nicht auf die Energieabdeckung, die zum Bild des „Wohlgenährten" führt, sondern auf die Vitalstoffdefizite.

Die Südseefrucht Noni ist eine wirksame Hilfe, um dem wachsenden Nährstoffbedarf gerecht zu werden, und somit eine ideale und für viele Menschen wohlschmeckende Maßnahme, um gesundheitsschädlichen Auswirkungen, die aus den Nährstoffdefiziten entstehen, vorzubeugen. Eine ausgewogene Ernährung ist ebenfalls wichtig. So ist es erforderlich, Defizite aus einem erhöhten Bedarf heraus oder durch die Art der Lebensführung bedingt so auszugleichen, dass keine Mangelerscheinungen entstehen. Der wachsame Blick auf seine Proteinzufuhr lohnt sich allemal. Die primäre Funktion der großen Proteinfamilie in Bezug auf nahezu sämtliche biochemische Funktionsmechanismen, deren Weichen zu Krankheit (= Störung) oder Gesundheit (= Gleichgewicht) führen, zeugen von ihrer immensen Bedeutung für unser Wohlbefinden im Alltagsleben. So hat man eine effiziente Prophylaxe, wenn man auf seine ausgewogene Proteinzufuhr achtet. Nach dem Motto: Der Weise bekämpft nicht die Krankheit, sondern arbeitet an seiner Gesundheit.

Nonis Wirksamkeit lässt sich unter anderem damit erklären, dass es durch seinen Proteinreichtum erlahmte oder blockierte biochemische Mechanismen wiederbelebt, wodurch Heilprozesse ausgelöst oder Fehlfunktionen berichtigt werden. Nur wenn alle Biomechanismen störungsfrei funktionieren, bleibt das Gesundheitsgleichgewicht bestehen. So hat es jeder bereits bei der Wahl der Nahrung in der Hand, seinen Gesundheitszustand zu berücksichtigen. Ein weiteres Augenmerk sollte auch auf der nährstoffschonenden Verwendung und Zubereitung liegen. Oft werden beim Zubereiten bereits gravierende Fehler gemacht, wodurch vor allem Proteine, aber auch viele andere Vital- und Nährstoffe zerstört werden. Bei Noni-Präparaten ist diesem Aspekt in aller Regel vordergründige Aufmerksamkeit gewidmet worden, damit ein Maximum an Wirkstoffen erhalten bleibt, um wiederum ein Maximum an Wirksamkeit zu erreichen. Mit Noni und einem wachsamen Auge auf eine ausgewogene Ernährung kann schon eine ganze Menge für die Gesundheit erreicht werden.

• • •

Die Autoren

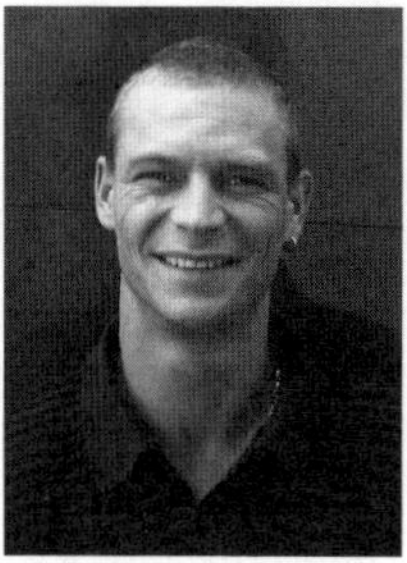

Hendrik Hannes wurde am 09.10.1966 geboren und wohnt in München. Als Waage, Aszendent Wassermann, lebt er in seinen eigenen Grenzen und einem weitestgehend autarken Umfeld, aus dem er Inspirationen und Kraft schöpft. Seine Hauptinteressen gelten der menschlichen aber auch tierischen Psyche sowie den gesellschaftlichen Sozialstrukturen und deren Funktionsweisen. Nachdem er 1990 seine ehrenamtliche Tätigkeit als Sucht- und Lebenshelfer aufnahm, entwickelte sich daraus das Ziel, den Körper und seine ganzheitlichen Gesundheitsmechanismen zu verstehen und positiv zu beeinflussen. Darauf aufbauend gründete er mit seiner Familie 1991 (Mutter Renate und Bruder Markus) einen Naturversand und setzte sich intensiv mit Naturheilern aus der ganzen Welt auseinander, was nur einem Ziel dienen sollte, nämlich die enormen Selbstheilungskräfte eines jeden Menschen zu aktivieren. Die gründliche und leidenschaftliche Diskussion und der Mut, neue Wege zu gehen, machten die Familie Hannes zu aktiven Mitgestaltern eines neuen Marktes. Mit der Einführung und Publizierung beispielsweise von Lapacho Tee, Catuaba oder Una-de-Gato u.v.m. konnten deutliche Zeichen gesetzt und vielen Menschen geholfen werden. Mit dem Wissen, daß es dem Menschen nicht bestimmt ist, krank zu sein, versucht die Familie Hannes, sich der Geschenke der Natur zu erinnern, um damit auf ganzheitlicher Basis die Gesundheit wiederzuerlangen, beizubehalten und auszubauen, damit der Mensch fit und bewußt sein Leben genießen kann.

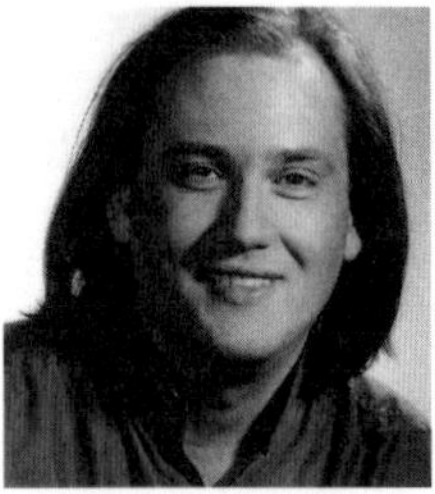

Walter Lübeck ist seit 1988 als Seminarleiter für Alternative Heilweisen, Ganzheitliche Persönlichkeitsentwicklung und Erfolgstraining tätig. Mehr als 7000 Teilnehmer besuchten seitdem seine Seminare, Vorträge und Workshops in Deutschland, Österreich und der Schweiz. In 17 Büchern, die in 11 Sprachen übersetzt sind und diversen Beiträgen für Fachzeitschriften stellt er die Ergebnisse seiner Arbeit einer breiten Öffentlichkeit zur Verfügung. Sein beruflicher Hintergrund beinhaltet unter anderem eine Heilpraktiker- und Reiki-Meister-Ausbildung, ein über 10-jähriges Studium der Klassischen und Komplexhomöopathie sowie der Phytotherapie, ein NLP-Training und die über 15-jährige Auseinandersetzung mit Alternativen Therapien und gesunder Ernährung. Walter Lübeck ist eingetragen im Blauen Schweizer Who's Who.

Bibliografie

Noni Aspirin of the Ancients, Diana Fairechild, Flyama Rhyme (Anahola, Hawaii).

Discover the secrets of morinda in *Sunshine Horizons* (November 1996). Noni, Morinda citrifolia and officinalis Handout by Dr. DeAnna Hatch.

The Ocean-Going Noni, or Indian Mulberry And Some Of its Colourfull Relatives Handout by Julia F. Morton.

Hawaiian Herbs of Medicinal Value Found Among the Mountains and Elsewhere in the Hawaiian Islands, and Known to the Hawaiians to Possess Curative and Palliative Properties Most Effective in Removing Physical Ailments , Paper published by the Board of Health of the Territory of Hawaii (1922).

Morinda citrifolia L. Use in Indigenous Samoan Medicine by Alexandra Dittmar, Hawthorn Press, 1993.

Chinese Herbal Medicine, Materia Medica by Dan Bensky and Andrew Gamble, Seattle, WA, Eastland Press, 1993.

Chinese Medicinal Herbs by Wee Yeow Chin and Hsuan Keng, Sebastopol, CA, CRCS Publications, 1992.

Wissenschaftliche Referenzen

Abbott, Isabella, Alona, La'au (1996): Traditional Hawaiian Uses of Plants. Medicinal Chest from the Malaysian Rainforest, Hawaii.

Abbott, I. A. and C. Shimazu (1985): The Geographic Origin of the Plants Most Commonly Used for Medicine by Hawaiians. Journal of Ethnopharmacology **14**: 213-222.

Abbott, I. A., La'au (1992): Traditional Hawaiian Uses of Plants. Bishop Museum Press, **3**: 97-100 pp., Honolulu, Hawaii.

Bhakuni, D. S., M. Bittner, C. Marticorena, M. Silva, E. Weldt and M. Hoeneisen (1976): Screening of Chilean plants for anticancer activity. I. (Extracts prepared from 519 samples of plant material were evaluated for anticancer activity against the usual systems. The results of the antitumor testing showed that 156 of these extracts gave initial indications of anticancer activity in one or more tumor systems. The activity was confirmed in 14 samples.) PMID: 957912, UI: 76266607. Lloydia Jul-Aug, **39**(4): 225-43.

Bushnell, O. A., M. Fukuda and T. Makinodan (1950): The Antibacterial Properties of Some Plants Found in Hawaii. Pacific Science 4: 167-183.

Cui, C. et al. (1995): Antidepressant active constituents in the roots of Morinda officinalis How. PMID: 7626209; UI: 95352194. Chung Kuo Chung Yao Tsa Chih. Jan, **20 (1)**: 36-9, 62-3. Chinese.

Degener, B. S. and M. S. Otto: Illustrative of Plants and Customs of the South Seas.

Department of Immunology: Damnacanthal, an anthraquinone isolated from a plant extract, was found to be a potent, selective inhibitor of p56lck tyrosine kinase activity. The structure, potency, and selectivity of damnacanthal were confirmed by independent synthesis and testing. Damnacanthal exhibited an IC50 of 17 nM for inhibition of p56lck autophosphorylation and an IC50 of 620 nM for phosphorylation of an exogenous peptide by p56lck. Damnacanthal had > 100-fold selectivity for p56lck over the serine/threonine kinases, protein kinase A and protein kinase C, and > 40-fold selectivity for p56lck over four receptor tyrosine kinases. It also demonstrated modest (7-20-fold), but highly statistically significant, selectivity for p56lck over the homologous enzymes p60src and p59fyn. Mechanistic studies demonstrated that damnacanthal was competitive with the peptide binding site, but mixed noncompetitive with the ATP site. Although damnacanthal contains a potentially reactive aldehyde moiety, equilibrium dialysis experiments demonstrated that significant amine formation between damnacanthal and amines occurred only at high concentrations of reactants. However, damnacanthal appeared to bind nonspecifically to membrane lipids and was not active in whole cell tyrosine kinase assays. Damnacanthal is the most potent, selective inhibitor of p56lck tyrosine kinase activity described to date and may represent the starting point for the identification of novel, selective inhibitors of p56lck which are active in whole cell as well as in cell-free systems. – PMID: 7547985, UI: 96032637. Sterling Winthrop Pharmaceuticals Research Division, Collegeville, Pennsylvania 19426, USA.

Dittmar, Alexandra (1993): Morinda Citrifolia L Use in Indigenous Samoan Medicine. Journal of Herbs and Medicinal Plants, Vol. **1**(3).

Elliot, S. and J. Brimacombe (1987): The Medicinal Plants of Gunung Leuser National Park, Indonesia. Journal of Ethnopharmacology **19**: 285, 308.

Faltynek, C. R., J. Schroeder, P. Mauvais, D. Miller, S. Wang, D. Murphy, R. Lehr, M. Kelley, A. Maycock, W. Michne et al. (1995): Damnacanthal is a highly potent, selective inhibitor of p56lck tyrosine kinase activity. Biochemistry Sep. **26**; **34(38)**: 12404-10.

Hagendoorn, M. J., D. C. Jamar and L. H. van der Plas (1999): Directing anthraquinone accumulation via manipulation of Morinda suspension cultures. Department of Plant Physiology, Wageningen Agricultural University, The Netherlands. Review. PMID: 10081004, UI: 99180845. Methods Mol Biol. **111**:383-91.

Hankesworth, J.: An Account of the Voyages Undertaken By Captain James Cook (1st Voyage). Londres 1773.

Heinicke, R. M., M. van der Wal and M. M. Yokoyama (1972): Effect of bromelain (Ananase) on human platelet aggregation. Experientia **28**: 844-845.

Hiramatsu, T. et al. (1993): Induction of normal phenotypes in ras-transformed cells by damnacanthal from *Morinda citrifolia.* Cancer Letters **73**: 161-166.

Hiramatsu, T., M. Imoto, T. Koyano and K. Umezawa (1993): Induction of normal phenotypes in ras-transformed cells by damnacanthal from Morinda citrifolia. (We have screened tropical plant extracts for substances that induce normal morphology in K-rasts-NRK cells. As a result we isolated an anthraquinone compound, damnacanthal, from the chloroform extract of the root of Morinda citrifolia. Damnacanthal induced normal morphology and cytoskeletal structure in K-rasts-NRK cells at the permissive temperature, without changing the amount and localization of Ras. The effect of damnacanthal was reversible, and the compound had no effect on the morphology of RSVts-NRK cells expressing the src oncogene. Thus, damnacanthal is a new inhibitor of ras function.) PMID: 7693328, UI: 94036765. Cancer Lett. Sep **30**;**73(2-3)**:161-6. Department of Applied Chemistry, Faculty of Science and Technology, Keio University, Yokohama, Japan.

Hirazumi, A., E. Furusawa, S. C. Chou and Y. Hokama (1996): Immunomodulation contributes to the anticancer activity of morinda citrifolia (noni) fruit juice. Department of Pharmacology, John A. Burns School of Medicine, University of Hawaii, Honolulu 96822, USA. PMID: 8895953, UI: 97051214. Proc West Pharmacol Soc **39**:7-9.

Hirazumi, A. (1992): Antitumor Activity of Morinda citrifolia on IP Implanted Lewis Lung Carcinoma in Mice. Proceedings, Annual Meeting of the American Association for Cancer Research **33**, 515.

Hirazumi, A. et al.(1999): An immunomodulatory polysaccharide-rich substance from the fruit juice of morinda citrifolia (noni) with antitumour activity. Phytother Res. Aug; **13(5)**: 380-7. PMID: 10441776; UI: 99373515.

Hirazumi, A. et al. (1996): Immunomodulation contributes to the anticancer activity of morinda citrifolia (noni) fruit juice. Proc West Pharmacol Soc **39**: 7-9. PMID: 8895953; UI: 97051214.

Hirazumi, A. and E. Furusawa (1999): An immunomodulatory polysaccharide-rich substance from the fruit juice of morinda citrifolia (noni) with antitumour activity. Department of Pharmacology, John A. Burns School of Medicine, 1960 East West Road, University of Hawaii, Honolulu, HI 96822, USA. (The fruit juice of Morinda citrifolia [noni] contains a polysaccharide-rich substance [noni-ppt] with antitumour activity in the Lewis lung [LLC] peritoneal carcinomatosis model. Therapeutic administration of noni-ppt significantly enhanced the duration of survival of inbred syngeneic LLC tumour bearing mice. It did not exert significant cytotoxic effects in an adapted culture of LLC cells, LLC1, but could activate peritoneal exudate cells [PEC] to impart profound toxicity when co-cultured with the tumour cells. This suggested the possibility that noni-ppt may suppress tumour growth through activation of the host immune system. Concomitant treatment with the immunosuppressive agent, 2-chloroadenosine [C1-Ade] or cyclosporin [cys-A] diminished its activity, thereby substantiating an immunomodulatory mechanism. Noni-ppt was also capable of stimulating the release of several mediators from murine effector cells, including tumour necrosis factor-alpha [TNF-alpha], interleukin-1beta [IL-1beta], IL-10, IL-12 p70, interferon-gamma [IFN-gamma] and nitric oxide [NO], but had no effect on IL-2 and suppressed IL-4 release. Improved survival time and curative effects occurred when noni-ppt was combined with sub-optimal doses of the standard chemotherapeutic agents, adriamycin [Adria], cisplatin [CDDP], 5-fluorouracil [5-FU], and vincristine [VCR], suggesting important clinical applications of noni-ppt as a supplemental agent in cancer treatment.) Copyright 1999 John Wiley & Sons, Ltd. PMID: 10441776, UI: 99373515.

Hirazumi, A., E. Furusawa, S. C. Chou and Y. Hokama (1996): Immunomodulation contributes to the anticancer activity of morinda citrifolia (noni) fruit juice. Department of Pharmacology, John A. Burns School of Medicine, University of Hawaii, Honolulu 96822, USA. PMID: 8895953, UI: 97051214. Proc West Pharmacol Soc **39**: 7-9

Hirazumi, A., E. Furusawa, S. C. Chou and Y. Hokama (1994): Anticancer activity of Morinda citrifolia (noni) on intraperitoneally implanted Lewis lung carcinoma in syngeneic mice. Department of Pharmacology, John A. Burns School of Medicine, University of Hawaii, Honolulu. PMID: 7984648, UI: 95075896. Proc West Pharmacol Soc **37**: 145-6.

Hiwasa, T., Y. Arase, Z. Chen, K. Kita, K. Umezawa, H. Ito and N. Suzuki: Stimulation of ultraviolet-induced apoptosis of human fibroblast UVr-1 cells by tyrosine kinase inhibitors. Department of Biochemistry, School of Medicine, Chiba University, Japan. Hiwasa@med.m.chiba-u.ac.jp. (Damnacanthal is an anthraquinone compound isolated from the root of Morinda citrifolia and was reported to have a potent inhibitory activity towards tyrosine kinases such as Lck, Src, Lyn and EGF receptor. In the present study, we have examined the effects of damnacanthal on ultraviolet ray-induced apoptosis in ultraviolet-resistant human UVr-1 cells. When the cells were treated with damnacanthal prior to ultraviolet irradiation, DNA fragmentation was more pronounced as compared to the case of ultraviolet irradiation alone. The other tyrosine kinase inhibitors, herbimycin A and genistein, also caused similar effects on ultraviolet-induced apoptosis but to a lesser extent. Serine/threonine kinase inhibitors, K252a, staurosporine and GF109203X, rather suppressed the ultraviolet-induced DNA cleavage. Immunoblot analysis showed that pretreatment with damnacanthal followed by ultraviolet irradiation increased the levels of phosphorylated extracellular signal-regulated kinases and stress-activated protein kinases. However, the other tyrosine kinase inhibitors did not increase the phosphorylation of extracellular signal-regulated kinases but stimulated phosphorylation of stress-activated protein kinases. Consequently, the ultraviolet-induced concurrent increase in both phosphorylated extracellular signal-regulated kinases and stress-activated protein kinases after pretreatment with damnacanthal might be characteristically related to the stimulatory effect of damnacanthal on ultraviolet-induced apoptosis.) PMID: 10050753, UI: 99158040.

Kaaiakamanu, D. M. and J. K. Akina (1922): Hawaiian Herbs of Medicinal value. Pacific Books.

Kaiahua, Kalua and Martha H. Noyes (1997): Hawaiian Healing Herbs, a book of recipes. Ka imi Pono Press, Honolulu, Hawaii.

Koumaglo, K., M. Gbeassor, O. Nikabu, C. de Souza and W. Werner (1992): Effects of three compounds extracted from Morinda lucida on Plasmodium falciparum. (The effects of three compounds, digitolutein [1], rubiadin 1-methyl ether [2] and damnacanthal [3] extracted from the stem bark and the roots of Morinda lucida Benth. on the growth of Plasmodium falciparum in vitro were investigated. The number of parasites [schizonts] decreased significantly in a dose-dependent manner, and 100% of inhibition was obtained with 30 to 40 micrograms of each compound tested. The IC50 values were calculated.) PMID: 1484892, UI: 93133958. Departement de Chimie, Universite du Benin, Lome, Togo. Planta Med Dec **58**(**6**): 533-4.

Krauss, B. (1993): Plants in Hawaiian Culture. University of Hawaii Press, **103**: 252pp., Honolulu, Hawaii.

Leistner, E (1975): Isolation, identification and biosynthesis of anthraquinones in cell suspension cultures of Morinda citrifolia. PMID: 1187870, UI: 76053587. Planta Med Suppl: 214-24.

Levand, Oscar (1963): Some Chemical Constituents of Morinda Citrifolia L. (Noni). Doktorarbeit, Universit t von Hawaii, 1963.

Levand, O. and H. O. Larson (1979): Some chemical constituents of Morinda citrifolia. PMID: 461575, UI: 79224205. Planta Med Jun **36**(**2**):186-7.

Lin, L. et al. (1993/1999): Influence of the blight of Morinda officinalis. How on microscopic structure and constituents of the host. Chung Kuo Chung Yao Tsa Chih. 1993 Jul **18**(7): 401-3, 446. Chinese. PMID: 8267851; UI: 94092308. Phytother Res 1999 Aug; **13**(5): 380-7.

Mala, L'au (1996): A Garden of Hawaiian Healing Plants.

McBride, L. R. (1975): Practical Folk Medicine of Hawaii . Petroglyph Press.

Morton, J. (1992): The Ocean-Going Noni, or Indian Mulberry (Morinda Citrifolia Rubiaceae) and Some of Its Colorful Relatives. Econ. Bot. **46**(**3**): 241-256.

Neal, M. (1965): Gardens of Hawaii. 804 pp., *Bishop Museum Press*, Honolulu, Hawaii.

Petard, Paul (1986): Plantes util s de Polynesie, Raau Tahiti. Edition Haere Po No, Tahiti.

Singh, Y., T. Ikahihifo, M. Panuve and C. Slatter (1984): Folk Medicine in Tonga. A Study on the Use of Herbal Medicines for Obstetric and Gynacological Conditions and Disorders. Journal of Ethnopharmacology **12**: 305-325.

Stewart, Maria (1972): Noni, the Lore of Hawaiian Medicinal Plants. The Bulletin, Pacific Tropical Gardens, Kauai, Hawaii.

Tabrah, F. L. and B. M. Eveleth (1966): Evaluation of the Effectiveness of Ancient Hawaiian Medicine. Hawaii Medical Journal **25**: 223-230.

TenBruggencate, J. (1992): Native Plants Can Heal Your Wounds. Sunday Star Bulletin & Advertiser, Feb. 9, Honolulu.

Tosa, H., M. Iinuma, F. Asai, T. Tanaka, H. Nozaki, S. Ikeda, K. Tsutsui, M. Yamada and S. Fujimori (1998): Anthraquinones from Neonauclea calycina and their inhibitory activity against DNA topoisomerase II. (In a series of searches for DNA topoisomerase II inhibitors from naturally occurring compounds, a wood extract of Neonauclea calycina MERR. [Rubiaceae] showed a moderate effect in vitro. Purification of the extract resulted in the isolation of seven known anthraquinones. The structures were characterized as damnacanthal, rubiadin 1-methyl ether, nordamnacanthal, morindone, damnacanthol, lucidin 3-O-primeveroside and morindone 6-O-primeveroside by spectral analysis, respectively. Damnacanthal and morindone showed an intensive inhibitory effect against topoisomerase II [IC50: 20 micrograms/ml and 21 micrograms/ml].) PMID: 9657055, UI: 98321274. Department of Pharmacognosy, Gifu Pharmaceutical University, Japan. Biol Pharm Bull Jun **21**(**6**): 641-2.

Whistler, W. A. (1985): Traditional and Herbal Medicine in the Cook Islands. Journal of Ethnopharmacology **13**: 239-280.

Whistler, W. (1992): Tongan Herbal Medicine. Isle Botanica, 89-90 pp., Honolulu, Hawaii.

Yoshikawa, M. et al. (1995): Chemical constituents of Chinese natural medicine, morindae radix, the dried roots of morinda officinalis how.: structures of morindolide and morofficinaloside. PMID: 7586069; UI: 96003354. Chem Pharm Bull. Sep **43(9)**:1462-5, Tokyo.

Younos, C., A. Rolland, J. Fleurentin, M. C. Lanhers, R. Misslin and F. Mortier (1990): Analgesic and behavioural effects of Morinda citrifolia. (Laboratoire de Pharmacognosie, Universit de Metz, France.) (The traditional therapeutic indications for the use of Morinda citrifolia L. [Rubiaceae] have been investigated. The lyophilised aqueous extract of roots of M. citrifolia was evaluated for analgesic and behavioural effects in mice. The extract did not exhibit any toxic effects but did show a significant, dose-related, central analgesic activity in the writhing and hotplate tests; this effect was confirmed by the antagonistic action of naloxone. Furthermore, administration of M. citrifolia extract at high dosages decreased all behavioural parameters in the two compartment test, the light/dark choice situation test, and the staircase test; together with the induced sleeping time, these results are suggestive of sedative properties.) PMID: 1981810, UI: 91172909. Planta Med Oct **56(5)**: 430-4.

Yuan, Y., F. Y. Meng, Q. Huang, J. Hawker and H. M. Wu (1998): Tyrosine phosphorylation of paxillin/pp125FAK and microvascular endothelial barrier function. (The transendothelial movement of solutes is a dynamic process controlled by a complex interaction between the cytoskeleton and adhesion proteins. The aim of this study was to examine whether protein tyrosine phosphorylation is involved in the regulation of endothelial barrier function. The apparent permeability coefficient of albumin [Pa] was measured in isolated and perfused coronary venules. Tyrosine phosphatase inhibitors, including phenylarsine oxide and sodium orthovanadate, dose and time dependently increased basal Pa. Western blot analysis of cultured coronary venular endothelial cells revealed that inhibition of tyrosine phosphatase induced an increase in phosphotyrosine content in a number of proteins, including bands at 65-70 and 120-130 kDa, which were identified as paxillin and focal adhesion kinase [pp125FAK], respectively. The time course and dose responsiveness of protein tyrosine phosphorylation were tightly correlated with those of increases in Pa. Furthermore, stimulation of endothelial cells with histamine or phorbol myristate acetate [PMA] enhanced tyrosine phosphorylation of paxillin and pp125FAK, which was blocked by the tyrosine kinase inhibitor damnacanthal. Correspondingly, the increases in venular permeability elicited by histamine and PMA were abolished in damnacanthal-treated venules. Taken together, the data suggest a possible involvement of protein tyrosine phosphorylation in the control of endothelial barrier function. Paxillin and its associated focal adhesion proteins may play a specific role in agonist-induced hyperpermeability responses in the endothelium of exchange vessels.) Department of Surgery, Texas A & M University Health Science Center, Temple, Texas 76504, USA. PMID: 9688899, UI: 98355821. Am J Physiol Jul **275(1 Pt 2)**: H84-93.

Zenk, M. H., H. el-Shagi and U. Schulte (1975): Anthraquinone production by cell suspension cultures of Morinda citrifolia. PMID: 1187876, UI: 76053593. Planta Med Suppl: 79-101.

Adressen und Bezugsquellen

Aufgrund der überaus großen Nachfrage nach Noni, kommen ständig neue Anbieter hinzu. Informationen und laufend aktualisierte Anbieteranschriften erhalten Sie im Internet unter folgender Adresse:

www.windpferd.com

Im Inhaltsverzeichnis unserer Homepage finden Sie die Rubrik „Service-Adressen". Diese führt zu einer Liste mit allen Büchern, zu denen uns Service-Adressen vorliegen. Wählen Sie hieraus den Titel dieses Buches.

Noni ist ebenfalls zu beziehen bei: